Mohamed Dkhil

Medicamento anti-inflamatório não esteróide: Piroxicam

Mohamed Dkhil

Medicamento anti-inflamatório não esteróide: Piroxicam

Efeitos Histopatológicos e Citogénicos do Sistema Mamífero In vivo Piroxicam

ScienciaScripts

Imprint

Any brand names and product names mentioned in this book are subject to trademark, brand or patent protection and are trademarks or registered trademarks of their respective holders. The use of brand names, product names, common names, trade names, product descriptions etc. even without a particular marking in this work is in no way to be construed to mean that such names may be regarded as unrestricted in respect of trademark and brand protection legislation and could thus be used by anyone.

Cover image: www.ingimage.com

Este livro é uma tradução do original publicado sob ISBN 978-3-8443-1976-7.

Publisher:
Sciencia Scripts
is a trademark of
International Book Market Service Ltd., member of OmniScriptum Publishing Group
17 Meldrum Street, Beau Bassin 71504, Mauritius
Printed at: see last page
ISBN: 978-620-2-94140-2

AGRADECIMENTOS

As palavras nunca serão capazes de expressar o meu mais profundo agradecimento a todos aqueles que me ajudaram a tornar este Trabalho possível.

I TINHAMOS DE EXPRESSAR A MINHA GRATIDÃO E OBRIGADO OBRIGADO DE PROF. DR. MOHAMED SAID GABRY, PROF. DE' HISTOLOGIA E HISTOQUEMISTRIA, DEPARTAMENTO DE ZOOLOGIA, FACULTURA DA CIÊNCIA, HELWAN UNIYERSITY, EGYPT PELA SUA BOA SUPERVISÃO, AMÁVEL ADYICE E A LEITURA CRÍTICA DAS ISSO.

ESTOU PROFUNDAMENTE AGRADECIDO AO DR. AMANY ABDEL MONEM TOHAMY, LECTOR DE GENÉTICA, DEPARTAMENTO DE ZOOLOGIA, FACULTURA DA CIÊNCIA, UNIVERSIDADE DE HELWAN, POR TER JJYING MUITO da sua SUPERVISÃO E POR TER dado MUITO DA SUA PRECIOSA EXPERIÊNCIA.

CONTEÚDO

ABSTRACT

O Piroxicam é um medicamento anti-inflamatório não esteróide amplamente utilizado em doenças reumáticas. O objectivo deste estudo era investigar as alterações histopatológicas e citogenéticas induzidas pelo Piroxicam em ratos albinos machos.

Métodos: Os animais foram classificados num grupo de controlo e em 4 grupos tratados. Piroxicam foi injectado intraperitonealmente usando 0,3 mg/kg todos os dias durante quatro semanas. Cada semana era sacrificado um grupo de ratos. O fígado e os rins foram obtidos para exame histológico e histoquímico. Os animais eram classificados num grupo de controlo e em 4 grupos tratados. Piroxicam foi injectado intraperitonealmente usando 0,3 mg/kg todos os dias durante quatro semanas. Cada semana era sacrificado um grupo de ratos. O fígado e os rins foram obtidos para exame histológico e histoquímico. As células da medula óssea foram preparadas para estudar a aberração cromossomática e o índice mitótico devido à administração de piroxicam.

Resultados: Apareceram secções hepáticas com infiltração celular inflamatória, hepatócitos vacuolados, sinusóides dilatados, e aumento do número de células Kupffer. Secções renais apareceram com algumas inflamações celulares. Os glomérulos foram encolhidos resultando no alargamento do espaço urinário. Foram notados edemas e vacuolações nas células tubulares. Havia uma correlação positiva entre estas alterações patológicas e o aumento dos períodos de tratamento. A coloração histoquímica revelou que o glicogénio e o conteúdo proteico tinham diminuído nos hepatócitos. Este esgotamento agravou-se gradualmente nas células hepáticas após duas, três, e quatro semanas. Observou-se um esgotamento semelhante do teor de glicogénio no tecido renal. No entanto, o conteúdo proteico parecia ter diminuído ligeiramente nos túbulos renais e nos glomérulos. Incremento de cromatina grosseira nos núcleos dos hepatócitos, células de Kupffer e a maioria das células inflamatórias foram detectadas pelo método Fuelgen. Os tecidos renais apareceram com uma grave diminuição de cromatina grosseira nos núcleos. Apareceram secções hepáticas com infiltração celular inflamatória, hepatócitos vacuolados, sinusóides dilatados, e aumento do número de células de Kupffer. Secções renais apareceram com algumas inflamações celulares. Os glomérulos foram encolhidos, resultando no alargamento do espaço urinário. Foram notados edemas e vacuolações nas células tubulares. Havia uma correlação positiva entre estas alterações patológicas e o aumento dos períodos de tratamento. A coloração histoquímica revelou que o glicogénio e o conteúdo proteico tinham diminuído nos hepatócitos. Este esgotamento agravou-se gradualmente nas células hepáticas após duas, três, e quatro semanas. Observou-se um esgotamento semelhante do teor de glicogénio no tecido renal. No entanto, o conteúdo proteico parecia ter diminuído ligeiramente nos túbulos renais e nos glomérulos. Incremento de cromatina grosseira nos núcleos dos hepatócitos, células de Kupffer e a maioria das células inflamatórias foram detectadas pelo método Fuelgen. Os tecidos renais apareceram com uma grave diminuição de cromatina grosseira nos núcleos. As aberrações cromossómicas estruturais observadas apresentavam a forma de quebra cromatídica, fusão cêntrica, atenuação centrómica, cromossoma anelar e associação fim a fim. Em todos os períodos de tratamento utilizados, o número de células com quebras cromatídicas e com aberrações estruturais totais aumentou para níveis estatisticamente significativos. Apenas após uma e quatro semanas de tratamento é notado que o número de células com associação de extremo a extremo aumentou significativamente.

Conclusão: É evidente que o piroxicam tem um efeito tóxico no fígado e nos tecidos renais, bem como nas células da medula óssea, onde causa algumas aberrações nos cromossomas. Assim, o piroxicam deve ser utilizado sob controlo médico rigoroso, e estes efeitos secundários graves devem ser considerados e tidos em consideração quando se utiliza o piroxicam nos tratamentos.

I- INTRODUÇÃO

As doenças reumáticas são encontradas em todo o mundo, onde constituem uma série de problemas sociais e médicos. Embora a patogénese da artrite reumatóide seja largamente desconhecida, é geralmente aceite que representa uma resposta auto-imune *(Zvaifler, 1988, Cook e Scudamore, 1989)*. A prevenção e tratamento de doenças reumatóides é agora um dos principais desafios enfrentados pelas pessoas preocupadas com os problemas de saúde pública. Para este fim, foi introduzida uma variedade de - medicamentos anti-inflamatórios, pertencentes a diferentes classes químicas, para uso clínico como anti-reumáticos. Os anti-inflamatórios não esteróides compreendem uma das várias famílias de agentes químicos com propriedades anti-inflamatórias e analgésicas clinicamente úteis.

Os anti-inflamatórios não esteróides são amplamente utilizados para alívio da dor e tratamento da artrite, incluindo artrite reumatóide, espondilite anquilosante, osteoartrite e goutyarthritis *(Cryer e Feldman, 1992)* e lesões ortopédicas (*Hoppmann et al., 1991*). Estes medicamentos anti-inflamatórios não esteróides tornaram-se alguns dos medicamentos mais prescritos no ornamentarium do médico (*Levin, 1988*). As propriedades analgésicas e antipiréticas destes fármacos tornam o seu uso amplamente difundido. Além disso, estes fármacos são geralmente tomados durante períodos de tempo relativamente longos.

Numerosos produtos químicos ambientais e industriais são capazes de causar danos citogenéticos em animais experimentais. O potencial para efeitos semelhantes no homem é óbvio. Uma vez que os danos citogenéticos estão geralmente associados a desordens clínicas graves *(Burns, 1972 e Riccardi, 1977)*, é imperativo determinar se os produtos químicos a que o homem pode estar exposto são capazes de induzir este tipo de danos genéticos.

Sabe-se que muitas substâncias com acção anti-inflamatória influenciam o metabolismo do ADN *(Klein e Woltawa, 1975, Hoffer e Thumb, 1984)* e podem assim dar origem a danos posteriores no material genético. Uma vez que os antirreumáticos não esteróides são geralmente administrados durante longos períodos, a avaliação do risco mutagénico destes medicamentos parece ser especialmente importante.

O presente estudo foi concebido para investigar o efeito histológico e citogenético do piroxicam não esteróide anti-inflamatório - (feldeno).

Os ratos de laboratório machos adultos *(Musculus musculus)* foram utilizados como animais experimentais. Foram estudadas alterações histológicas no fígado e nos rins. As alterações citogenéticas nas células da medula óssea foram também examinadas.

1- Piroxicam

Piroxicam (feldene) é um medicamento anti-inflamatório não esteróide, com actividade analgésica e antipirética, e é um dos mais recentes a ser introduzido na prática clínica *(Insel, 1991)*.

I- Mecanismo de acção

A investigação das doenças reumáticas nos últimos anos tem proporcionado um conhecimento extensivo da complexidade do processo inflamatório. Quanto mais compreendemos, mais possível se torna encontrar formas de intervir na sequência de eventos inflamatórios. O Piroxicam intervém a vários níveis básicos na sequência inflamatória.

i- Inibe a síntese de prostaglandinas

As prostaglandinas são mediadores conhecidos da inflamação. As concentrações plasmáticas de prostaglandinas são reduzidas significativamente duas horas após a administração oral de piroxicam *(Walker e Dawson, 1979* e *Carty et al., 1980)*.

ii- Inibe a migração das células inflamatórias

Piroxicam é um potente inibidor da migração de monócitos e células polimorfonucleares *(Wiseman et al., 1976)*.

iii- Inibe a actividade fagocitária

Piroxicam inibe a actividade fagocitária, *in vivo*, dos leucócitos polimorfonucleares e também inibe a libertação de superóxido e enzimas lisossómicas no espaço articular *(Wiseman, 1980)*

iv- Inibe a artrite estabelecida

Piroxicam inibe o inchaço dos tecidos moles e impede o desenvolvimento de erosões ósseas da artrite adjuvante de rato *(Otterness et al., 1981).*

v- Inibe a libertação do factor reumatóide

Piroxicam demonstrou *in vivo* reduzir substâncialmente a concentração de factor rhematóide *(Goodwin, 1980)*

B- Absorção, meia vida e excreção

O piroxicam é completamente absorvido após administração oral e atinge 80% do seu pico de concentração plasmática numa hora, a concentração máxima no plasma ocorre dentro de duas ou quatro horas.

A estimativa da meia-vida no plasma foi calculada em cerca de três horas *(Nutio e Makisara, 1978),* Outros autores estimaram uma meia-vida ainda mais longa de 40-45 horas *(Wieseman, 1977).*

Piroxicam é excretado enquanto o glucuronida conjuga e em pequena medida inalterado *(Bertram et al., 1998).*

Efeitos colaterais C

Embora o medicamento tenha sido classificado como "bem tolerado por animais de laboratório durante estudos de segurança pré-clínica", os danos gastrointestinais são o efeito secundário mais comum e mais importante de todos os anti-inflamatórios não esteróides *(Schiantarell e Gadel, 1981).*

De acordo com *Aguwa (1985),* ambos os sexos de ratos apresentaram provas significativas de ulceração gástrica. No sistema digestivo humano, a administração de piroxicam causou um grave efeito secundário. Inclui dor ou angústia epigástrica, pirose, náusea e úlcera gástrica *(Metz, 1981; Wilson et al., 1981; Johanson et al., 1982 e Whittle, 1982)*.

Wiseman e Reinert (1975) relataram que tanto a lesão gastrointestinal como a necrose papilar renal foram observadas em macacos após a administração a longo prazo de piroxicam.

Hartmann et al. (1984) encontraram icterícia colestática prolongada e leucopenia em resposta ao piroxicam. O exame histológico da biopsia hepática revelou uma pronunciada retenção biliar canalicular e intracelular. Após a descontinuação da droga, a bilirrubina sérica foi reduzida a valores normais durante um período de 10 semanas.

De acordo com *Adams et al. (1986),* os doentes apresentaram a uma unidade com insuficiência renal associada a piroxicam e outros AINSIDA, todos recuperados quando o tratamento com AINSIDA foi interrompido.

De outro ângulo, estes medicamentos foram considerados responsáveis por vários problemas de saúde, o mais comum dos quais é a ocorrência de cirrose hepática, diminuição do fluxo sanguíneo renal, bem como a taxa de filtração glomerular nos doentes tratados, bem como a insuficiência cardíaca e por vezes renal *(Lifeschitz, 1982; Clive e Stoff, 1984 e Dunn, 1984)*.

Murn (1989) relatou lesões de túbulos e alteração na função renal após um único e 3 meses de administração oral de piroxicam. Além disso, *Callaghan et al. (1994)* descobriram que o nível de creatinina foi aumentado durante o tratamento do piroxicam.

D-Toxicidade

A causa documentada da purpuria trombocitopénica é a causa da toxicidade do piroxicam *(Bigrnstad e Vik, 1986)*. Foi observada anemia aplástica fetal em pacientes após o uso prolongado de piroxicam *(Lee et al., 1982)*. Foi observada leucocitopenia após três anos de tratamento com piroxicam (20-40 mg/dia) *(Rahman et al., 1979)*. O tratamento crónico do piroxicam foi associado à retenção de líquidos que induzem a insuficiência cardíaca *(Fowler e Arnold, 1983)*.

Teleb et al. (1990) reportaram um indicador de nefrotoxicidade da lisossomal labilização renal evocada pelo piroxicam oral de curta duração em ratos. A actividade ulcerogénica do piroxicam foi menor que a da asprina, indometacina fenilbutazona, diclofenaco, ibuprofeno e ácido mefemárico *(Brogden et al., 1984)*.

Segundo *Osborne (1974)* e *Wiseman et al. (1981) os* estudos pré-clínicos sobre piroxicam caracterizaram-se por sinais toxicológicos que são agora considerados típicos em animais de laboratório tratados com anti-inflamatórios não esteroidais. Em doses elevadas, a toxicidade gastrointestinal foi observada em roedores. Em cães, uma combinação de altas doses e administração a longo prazo levou a alguma toxicidade renal, geralmente necrose papilar. Leucocitose e hipercalcimia acompanharam esta necrose, uma síndrome associada a vários nefrítidos dos cães.

Macdougall et al. (1984) notaram que havia toxicidade multi-sistemas após a ingestão de 5 cápsulas de piroxicam (100 mg.). As provas de disfunção hepática e renal desenvolveram-se em 3 dias, as anomalias bioquímicas e hematológicas clínicas foram lentamente resolvidas em 3-4 semanas.

E-Genotoxicidade

As taxas de troca cromatídica irmã (SCE) antes e depois da aplicação terapêutica de vários antirreumáticos não esteróides (Diclofenaco, Flurbiprefeno, Ibuprofeno, Indometacina, Isoxicam, Ketoprofeno, Piroxicam, e Piroprofeno, Ácido tiaprofénico) foram determinadas em linfócitos humanos *in vivo*. As investigações citogenéticas destes agentes antirreumáticos não esteróides não revelaram qualquer efeito genético durante um período de tratamento de duas semanas. *(Kullich e Klein,*

1986).

Os exames citogenéticos de Lornoxicam, Tenoxicam e Piroxicam *in vitro* não mostraram qualquer influência sobre a frequência da SCE nas dosagens terapêuticas. Com a adição de mitomicina C (MMC) às culturas (um método que estimula um stress genotóxico adicional), as taxas de SCE significativamente mais elevadas em ligação com os oxicam do que nos controlos sem oxicam. Um tratamento de 14 dias com Tenoxicam e Lornoxicam alterou as taxas espontâneas de SCE *in vivo; o* piroxicam não o fez. Os níveis elevados de SCE poderiam indicar um efeito antimutagénico dos oxicams se a reparação dos danos de ADN fosse transferida para um caminho mais perfeito; contudo, uma sobrecarga da reparação, devido a factores genotóxicos adicionais (tais como citostáticos, fumar cigarros, exposição aos raios X), a terapia com oxicams poderia apontar um risco genotóxico. *(Kullich et al., 1990).*

Os fagócitos humanos estimulados produzem radicais oxigenados tóxicos que induzem trocas cromatídicas irmãs em células de mamíferos cultivados. Os danos oxidativos das membranas iniciam reacções em cadeia de peroxidação lipídica e estimulação da cascata de ácido araquidónico. Os produtos destas reacções podem mediar a toxicidade genética dos radicais de oxigénio. O ácido araquidónico aumentou significativamente o número de trocas cromatídicas irmãs em células alvo expostas a fagócitos estimulados. Este dano genético foi anulado em células tratadas com radicais pré-incubadas com inibidores da ciclo-oxigenase (indometacina), lipoxigenase (ácido nordihidrogu-aiaretico) ou ambas as vias (piroxicam) *(Weitberg, 1988).*

2- Análise citogenética dos danos da medula óssea

É indicado que a medula óssea é muito sensível a estímulos externos e internos e, em particular, à citotoxicidade (ou seja, danos a uma célula que resultam na sua morte) e/ou genotoxicidade (ou seja, danos ao ADN celular, que podem causar morte celular, mutação, cancro, *etc.).* Como resultado, tem sido dedicada considerável investigação ao desenvolvimento de ensaios *in vivo* de medula óssea para detecção de danos genotóxicos.

A medula óssea é conhecida por ser o principal local de hematopoiese e compreende várias populações de células funcionalmente distintas. Os danos na medula óssea podem ocorrer através de linhagens celulares com todas as populações celulares em proliferação afectadas, ou os danos podem ser relativamente específicos da linhagem e do tipo celular. Assim, os efeitos nas células estaminais, ou células diferenciadoras, podem ser assistidos simultaneamente.

A elevada taxa de renovação celular torna a medula óssea um alvo sensível para produtos químicos cancerígenos/mutagénicos. A sua elevada taxa mitótica e a facilidade de manipulação técnica também fazem da medula óssea um sistema experimental privilegiado para tecidos *in vivo* gentoxicais.

Os dados obtidos experimentalmente indicam a relevância dos danos da medula óssea para futuros efeitos adversos para a saúde. Os danos citogenéticos das células da medula óssea podem ser facilmente relacionados com doenças como a pancitopenia ou anemia, e os danos genotóxicos podem ser correlacionados com a indução tumoral *(Tice e Ivett, 1985)*.

A manifestação citogenética dos danos da medula óssea, sejam eles citotóxicos ou genotóxicos, proporciona uma oportunidade única para avaliar os eventos numa base de célula a célula. Estas manifestações incluem aberrações cromossómicas.

Aberrações cromossómicas:

As aberrações cromossómicas são amplamente definidas como alternâncias na morfologia dos cromossomas. Estas alternâncias são geralmente avaliadas em células em metafase, mas certos tipos de danos também podem ser detectados durante a anáfase (por exemplo, Ponte da Anáfase) ou em interfase (micronúcleos). As aberrações que envolvem posições idênticas em ambos os cromossomas irmãos são referidas como cromossomas tipo, quer as que envolvem apenas um de dois cromossomas irmãos sejam referidas como cromatídeos tipo. Dentro destes tipos, as aberrações cromossómicas podem ser futuramente classificadas como (a) lesão acromática ou lacuna, regiões cromáticas de coloração pálida que aparentemente não envolvem uma descontinuidade física ou deslocamento de material genético (b) quebras ou delações, descontinuidades físicas, e deslocamento de material genético e (c) rearranjo ou troca, troca de material genético dentro (troca) ou entre (troca) cromossomas.

A maioria das aberrações cromossómicas são deletérias e resultam na morte celular. Contudo, alguns tipos (por exemplo, translocações recíprocas, pequenas supressões, e investimentos) podem levar à alteração da(s) função(ões) genética(s) sem acompanhar a perda de viabilidade celular. A alternância na função génica ocorre como resultado de vários tipos diferentes de cancro *(Mitelman, 1983)*, indicando o provável envolvimento de aberrações cromossómicas na carcinogénese. Consistentes com esta relação, as aberrações cromossómicas são induzidas por muitos mutagénicos e/ou carinogénicos conhecidos *(Preston et al., 1983)*. Estas descobertas tornam a análise das aberrações cromossómicas um indicador útil dos danos citotóxicos gentóxicos nas células da medula óssea após exposições *in vivo* a xenobióticos.

A maioria dos agentes mutagénicos/carinogénicos induzem aberrações cromossómicas apenas quando ocorre uma ronda interventiva de replicação de ADN entre a indução de danos no ADN e o momento da análise da metafase/anáfase/interfase *(Evans e Scott, 1969; Preston et al., 1983)*. A maioria, se não todos, dos danos cromossómicos resultantes é do tipo cromossómico *(Evans e Scott, 1969; Bender et al., 1974; Savage, 1975; Preston et al., 1983)*. Esta dependência da síntese de ADN para a expressão de aberrações cromossómicas levou à hipótese de que estas aberrações ocorrem como resultado da replicação do ADN num modelo danificado (*Evans e Scott, 1969, Bender et al., 1974*). Os agentes que requerem síntese de ADN para a expressão de danos clastogénicos (ou seja, aberrações cromossómicas) são denominados S. dependentes. Inversamente, agentes como a radiação ionizante e químicos radiomiméticos (por exemplo, bleomicina) que induzem aberrações cromossómicas sem envolver a síntese de ADN são descritos como S.independentes.

Independentemente do mecanismo envolvido na indução dos danos clastogénicos, a presença de aberrações induzidas nas células da medula óssea indica agentes citotóxicos/genotóxicos dependendo do mecansim clastogénico, potência, dose, farmacocinética, e extensão da inibição da proliferação celular. Na análise de metáfase ou anáfase, a resposta máxima é geralmente observada num tempo de amostra que permite uma ronda de replicação de ADN após a indução máxima de danos no ADN. A expressão máxima ocorre neste momento porque na ausência de condições de exposição crónicas, novas divisões celulares levam a (a) um declínio na frequência das aberrações cromossómicas devido à diluição das aberrações cromossómicas entre células filhas e (b) a perda selectiva de células fortemente danificadas da população celular em proliferação *(Tic e Ivett, 1985)*. Uma vez que os danos no ADN podem aumentar a duração do ciclo celular, os protocolos de teste de aberrações cromossómicas requerem múltiplas amostras (isto é, às 6, 24 e 48 horas após um tratamento de exposição aguda).

1- Animais experimentais

Ratos adultos saudáveis *(Musculus musculus)* com aproximadamente 3-5 meses de idade e peso entre 20-25 g, comprados ao Instituto de Investigação de Oftalmologia (giza, Egipto), foram utilizados na presente investigação. Os animais foram alojados em gaiolas especialmente concebidas e mantidos em laboratório em condições constantes durante pelo menos uma semana antes da sua utilização. Foram alimentados com uma dieta comercial padrão obtida da empresa egípcia de óleos e sabões (Cairo, Egipto). As experiências foram aprovadas pelas autoridades estatais e seguiram a lei egípcia sobre protecção animal.

2- Forma e estrutura química do Piroxicam.

Piroxicam, que é um medicamento anti-inflamatório não esteróide, é actualmente produzido pela Pfizer Company Branch, Egipto, com o nome comercial (Feldine). O Piroxicam foi obtido sob a forma de 1 -ml de ampolas contendo piroxicam dissolvido em água destilada.

Piroxicam é um membro da classe oxicam de anti-inflamatórios não esteróides. É 4-hidroxi -2- metil-N (2-piridil)- 2H-1, 2-benzothiazine-3-arboxamida 1,1-dióxido. A estrutura química do piroxicam é: -

3- Dose e tratamento:

Apenas a dose terapêutica de piroxicam foi utilizada no presente estudo. De acordo com o fabrico, a dose terapêutica de piroxicam foi estimada em 0,3 mg/kg/dia. As ampolas de piroxicam (20mg/ml) foram diluídas com água destilada para obter a concentração utilizada. Os animais experimentais receberam uma única injecção intraperitoneal diária de piroxicam (0,3 mg/kg) durante quatro semanas.

4- Estudos histológicos e histoquímicos:

Desenho experimental

Vinte e oito animais foram utilizados para estudos histológicos; os animais foram divididos em 5 grupos (um grupo de controlo de oito animais e quatro grupos tratados (T1, T2, T3, T4) de cinco animais cada. Cada grupo tratado foi injectado intraperitonealmente diariamente com piroxicam (0,3 mg/kg/dia) durante uma, duas, três, e quatro semanas, respectivamente. O grupo de controlo negativo foi injectado com o mesmo volume de água destilada utilizada nos animais tratados. Após uma, duas, três, e quatro semanas um grupo de ratos (2 de controlo e 5 tratados) foi sacrificado 24 horas após a última injecção. Vinte e oito animais foram utilizados para estudos histológicos; os animais foram divididos em 5 grupos (um grupo de controlo de oito animais e quatro grupos tratados (T1, T2, T3, T4) de cinco animais cada. Cada grupo tratado foi injectado intraperitonealmente diariamente com piroxicam (0,3 mg/kg/dia) durante uma, duas, três, e quatro semanas, respectivamente. O grupo de controlo negativo foi injectado com o mesmo volume de água destilada utilizada nos animais tratados. Após uma, duas, três, e quatro semanas um grupo de ratos (2 de controlo e 5 tratados) foi sacrificado 24 horas após a última injecção.

Preparações histológicas e histoquímicas

Os animais dos grupos de controlo e tratados foram sacrificados; dissecados e pequenos pedaços do fígado e do rim foram rapidamente removidos, depois fixados no fluido fixador de Carnoy. Após a fixação, os espécimes foram desidratados, embebidos, e depois seccionados a 5 microns de espessura. Para os exames histológicos, as secções foram coradas com Ehrlich Haematoxylin e Eosin. No estudo histoquímico, as secções foram coradas com o método periódico acid-Schiffs para demonstrar carbohidratos, com o método azul de bromophenol para demonstrar proteínas totais, e com o método de Fuelgen para demonstrar DNA [10]. Muitas lâminas foram cuidadosamente examinadas para cada animal (cada grupo continha 5 animais e para cada animal foram examinadas pelo menos 3 lâminas de diferentes áreas do órgão.

Os animais dos grupos de controlo e tratados foram sacrificados; dissecados e pequenos pedaços do fígado e do rim foram rapidamente removidos, depois fixados no fluido fixador de Carnoy. Após a fixação, os espécimes foram desidratados, embebidos, e depois seccionados a 5 microns de espessura. Para os exames histológicos, as secções foram coradas com Ehrlich Haematoxylin e Eosin. No estudo histoquímico, as secções foram coradas com o método periódico acid-Schiffs para demonstrar carbohidratos, com o método azul de bromophenol para demonstrar proteínas totais [9], e com o método de Fuelgen para demonstrar ADN. Muitas lâminas foram cuidadosamente examinadas para cada animal (cada grupo continha 5 animais e para cada animal foram examinadas pelo menos 3 lâminas de diferentes áreas do órgão.

5- Estudo citogenético:

A- Grupos de animais:

Trinta e dois animais foram utilizados para estudos cromossómicos. Os animais foram divididos em quatro grupos de 8 animais cada. Cinco animais de cada grupo foram injectados com piroxicam e três foram utilizados como controlo negativo e injectados apenas com o mesmo volume de água destilada utilizada com os animais tratados. Após uma, duas, três e quatro semanas tratadas, um grupo de ratos (5 tratados e 3 de controlo) foi sacrificado 24 horas após a última injecção.

B- Preparações cromossómicas:

O método utilizado para obter preparações cromossómicas a partir das células da medula óssea foi baseado na técnica utilizada por *Yosida e Amans (1965)* com algumas modificações: -

1- Os animais foram injectados com 0,5mg/kg de colchicina 2 horas antes do abate; isto foi feito quer o animal tenha sido tratado com a droga, quer tenha actuado como controlo.

2- Os animais foram mortos por luxação cervical e ambas as fêmeas foram imediatamente removido e o tecido estranho foi limpo.

3- As duas extremidades do fémur foram cortadas e as células da medula foram enxaguadas com

cerca de 6-8 mls de solução fisiológica (0,9% de cloreto de sódio) num pequeno tubo comum.

4- A suspensão das células de medula foram centrifugadas a cerca de 1000 rpm durante 5 minutos

5- Após centrifugação, o sobrenadante foi descartado e cerca de 8 ml de hipotónico (0,075 M de cloreto de potássio) foi adicionado, depois a solução foi misturada suavemente e incubada durante 10-15 minutos a 37°C.

6- A suspensão da célula foi centrifugada durante 5 minutos, o sobrenadante foi descartado

e o pellet da célula perturbado.

7- Para fixação de cerca de 2-3 ml de solução recentemente preparada (3 partes de metanol para 1 parte

ácido acético glacial) foram adicionados lentamente com mistura constante e deixados durante 10 minutos.

8- A suspensão da célula foi centrifugada, depois o sobrenadante foi descartado e a célula

pellet foi perturbado.

9- Para corrigir novamente, repetiram-se os passos número 7 e 8 (o fixador pode ser acrescentado rapidamente).

10- Para uma fixação completa, foram adicionados cerca de 1-2 ml de solução fixadora recém-preparada e foram imediatamente preparados slids.

11- Três ou quatro gotículas da suspensão foram pipetadas para a superfície de uma lâmina fria limpa mergulhada em etanol a 70%. As lâminas foram flamejadas sobre um queimador de benzeno.

12- **Coloração:** Quando completamente secos, os cromossomas foram corados em tampão fosfato Giemsa (PH 6-8) durante 45 minutos, e depois lavados duas vezes em tampão fosfato durante 10 minutos cada e secos ao ar.

13- As lâminas foram montadas com DPX.

C- Pontuação metafásica:

Por animal, 50 propagações em metafase foram examinadas microscopicamente para aberrações cromossómicas. Apenas células com cromossomas bem espalhados foram seleccionadas para a pontuação. Todas as estrias em metafase, foram examinadas tanto para aberrações estruturais como numéricas.

D- Índice mitótico:

O número de células divisoras, incluindo profecias tardias e metáfases (3000 células/animal) foram contadas. O índice mitótico foi calculado como o número de células divisoras /1000 células/animal.

1-Resultados histopatológicos.

Alterações histológicas no tecido hepático:

O exame das secções hepáticas de ratos 24 horas após a última injecção de dose terapêutica durante uma semana (T1) mostrou que o fígado tinha perdido a sua arquitectura característica em comparação com o grupo de controlo (Fig. 1 A, B). O exame de secções hepáticas de ratos 24 horas após a última injecção de dose terapêutica durante uma semana (T1) mostrou que o fígado tinha perdido a sua arquitectura característica em comparação com o grupo de controlo (Fig. 1 A, B). O citoplasma dos hepatócitos caracterizou-se por ter grânulos grosseiros, cor-de-rosa, de coloração escura e poucos vacúolos no grupo T1 (Fig. 1 C, D) e um número aumentado de vacúolos no grupo T2 (Fig. 1 E,F). A infiltração celular inflamatória foi abundante em torno da veia central, tanto no grupo T1 como no T2. No grupo T2 os núcleos pareciam maiores e de forma mais irregular do que no grupo T1 (Fig. 1 D, F), com muito pouca cromatina condensada periférica. Entretanto, também se observou cromatina agrupada em alguns hepatócitos (Fig. 1 F). No caso do grupo T3, os hepatócitos estavam inchados e o seu citoplasma parecia estar altamente vacuado com núcleos irregulares, de coloração escura. Os espaços sinusoidais foram altamente obliterados. A infiltração celular foi mais intensa do que nos grupos anteriores. No caso do grupo T4, os hepatócitos pareciam mais ou menos normais em tamanho e forma, mas o seu citoplasma corou mais escuro com eosina do que os tratamentos anteriores. Além disso, os vacúolos citoplasmáticos eram em menor número, e os núcleos da maioria dos hepatócitos apareceram com numerosos tufos densos de cromatina e alguns núcleos apareceram pyknoticados. Os sinusóides sanguíneos eram mais largos do que o grupo T1. Os núcleos de células Kupffer pareciam piknotizados e aumentaram em número em comparação com tratamentos anteriores (Fig. 1 I, J).

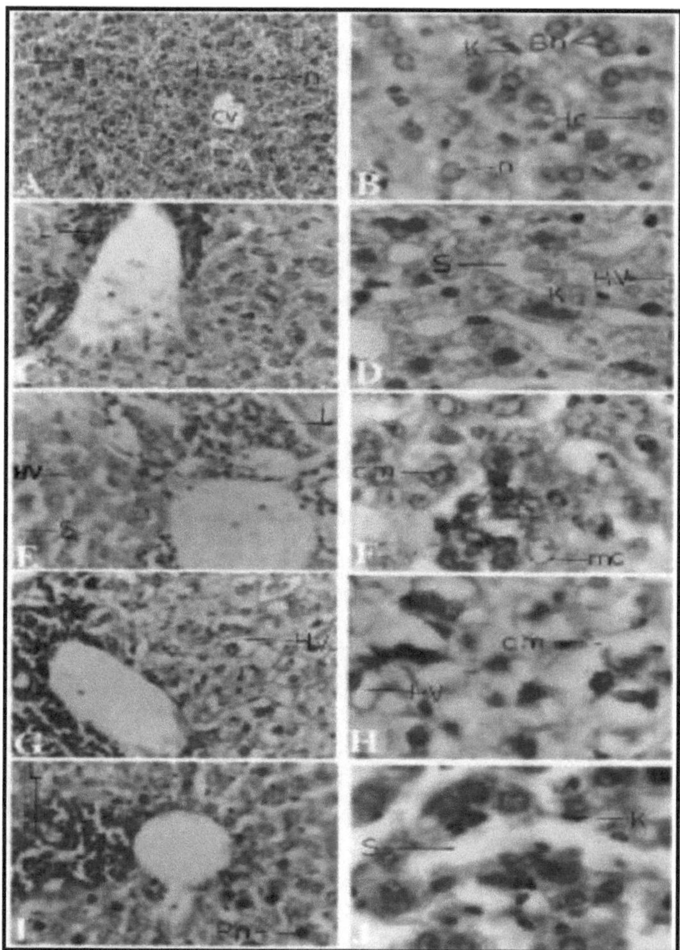

Figura 1. Micrografia ligeira das secções hepáticas. A,B Fígado de controlo com veia central (CV) e hepatócitos circundantes (HC), sinusóides (S) revestidos com células Kupffer (K). Secções hepáticas do grupo C,D T1 tratadas com piroxicam durante uma semana com infiltrações celulares inflamatórias (L) em redor da veia hepática, sinusóides sanguíneos dilatados (S), vacuações hepatocitárias (HV) e células Kupffer proeminentes. Secções hepáticas do grupo E,F T2 tratadas durante 2 semanas com vacuações hepatocitárias, infiltrações celulares inflamatórias, sinusóides dilatados. No padrão de maior ampliação da cromatina marginal (mc) aparecem em alguns hepatócitos e a cromatina aglomerada (cm) em outros. Secções hepáticas do grupo G,H T3 tratadas durante 3 semanas com aumento da inflamação e vacuolação. As secções do grupo I,J T4 tratadas durante 4 semanas aparecem com mais células inflamatórias, algumas células piqunóticas (Pn), sinusóides alargados e numerosas células Kupffer. As secções foram coradas com hematoxilina-eosina. Magnificações, X400 (A,C,E,G&I) e X1000 (B,D,F,H&J).

22

Alterações histológicas no tecido renal:

A estrutura histológica normal do rim é mostrada na figura 2 A, B. As secções renais do grupo T1 apareceram com um ligeiro encolhimento dos glomérulos. (Fig. 2 C, D). Este encolhimento aumentou no grupo T2 (Fig. 2 E, F). No entanto, nos grupos T3 e T4, alguns glomérulos aumentaram de tamanho obliterando os espaços urinários (Fig. 2 G,I). O espaço urinário apareceu mais amplo nos grupos T1 e T2 do que no grupo de controlo (Fig. 2 A-F). O edema ligeiro das células tubulares apareceu no grupo T1 (Fig. 2 D) e tornou-se mais pronunciado no grupo T3 (Fig. 2 G). As células tubulares apareceram inchadas com grânulos citoplasmáticos rosa grosseiros, especialmente nas células dos túbulos convoluídos proximais. Alguns sinusóides sanguíneos pareciam estar cheios de eritrócitos (Fig. 2 G).

Os capilares da maioria dos glomérulos dos grupos T2 e T3 apareceram mais ou menos congestionados (Fig. 2 E, G). Algumas células tubulares convolutas proximais foram vacuoladas e inchadas com grânulos acidófilos rosados e os núcleos pareciam estar ligeiramente inchados do que o normal. Lúmenes destes túbulos convolutos foram obliterados ou altamente reduzidos; contendo alguns detritos de gesso hialino (Fig. 2 E, G).

Foram observadas células inflamatórias nos espaços intertubulares do grupo T3 (Fig. 2 G). Os eritrócitos apresentavam uma estrutura deformada. Além disso, os fibrócitos aumentaram no tecido intertubular (Fig. 2 H). O rim do grupo T4 tinha uma grave infiltração celular inflamatória (Fig. 2 J). Além disso, as células mesangianas aumentaram tanto em número como em tamanho, e os seus núcleos pareciam piqunóticos (Fig. 2 I, J). A maioria das células dos túbulos enrolados estavam altamente inchadas e os seus lúmenes estavam quase obliterados. Os lúmenes de alguns túbulos pareciam conter alguns restos do filtrado glomerular.

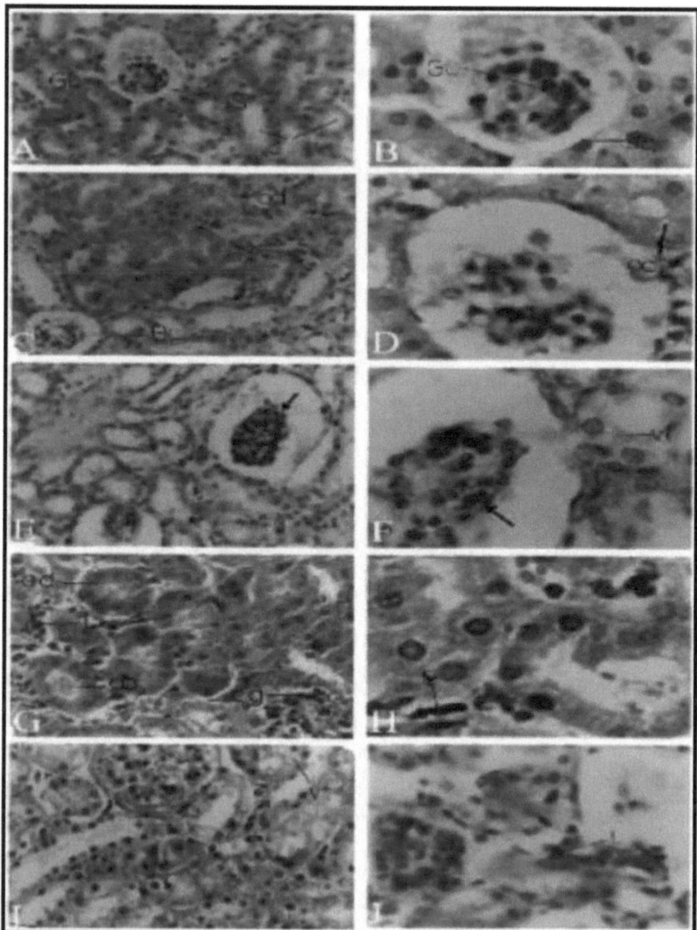

Figura 2. Micrográficos leves de rim. A,B Rim de controlo com cápsula de Bowman com epitélio(sq.) escamoso periférico, glomérulo (GL), espaço urinário (US) e túbulos convoluídos normais (c). Rim do grupo C,D T1 tratado com piroxicam durante uma semana com glomérulos encolhidos, espaço urinário alargado da cápsula de Bowman e edema (od). Rim do grupo E,F T2 tratado durante 2 semanas com glomérulos encolhidos (seta), túbulos vacuolados e núcleos escurecidos das células mesangianas e vacuolações (vt) dos túbulos renais. Rim do grupo G,H T3 tratado durante 3 semanas aparecendo com glomérulos congestionados (cg), odema dos túbulos renais (od), inflamação entre os túbulos (L), detritos celulares dentro dos túbulos (db) e fibroblastos (fr). Grupo I,J T4 tratado durante 4 semanas aparecendo com glomérulos congestionados, túbulos renais vacuados (vt) e infiltração celular inflamatória (L). As secções foram coradas com H&E. Magnificações, X400 (A,C,E,G&I) e X1000 (B,D,F,H&J).

Alterações histoquímicas no fígado e nos tecidos renais:

Conteúdo de glicogénio: Os cortes hepáticos controlados corados com o método PAS são mostrados na figura 3 A. O grupo T1 teve uma ligeira diminuição do glicogénio em alguns hepatócitos. O glicogénio apareceu à volta da membrana celular (Fig. 3 C). O depleção do glicogénio tornou-se mais proeminente nas células hepáticas de ratos tratados durante duas e três semanas. Além disso, o glicogénio não foi distribuído de forma homogénea (Fig. 3 E, G). As secções hepáticas examinadas após quatro semanas de tratamento mostraram uma diminuição do teor de glicogénio (Fig. 3 I) em comparação com as secções hepáticas de controlo (Fig. 3 A). O teor de glicogénio nas secções renais do grupo T1 apareceu semelhante ao das secções hepáticas. O tecido revelou uma quantidade reduzida de glicogénio citoplasmático, com diminuição da densidade das membranas do porão, e bordos de escova dos túbulos convoluídos proximais (Fig. 3 D). Além disso, os glomérulos eram menos positivos do que os do grupo de controlo. No entanto, os glomérulos do grupo T2 revelaram uma reacção PAS mais positiva e uma borda escovada intensa dos túbulos proximais convoluídos (Fig. 3 F). As secções renais dos grupos T3 e T4 revelaram-se intensamente positivas à reacção PAS com material positivo denso moderado dentro da luz dos túbulos renais (Fig. 3 H, J).

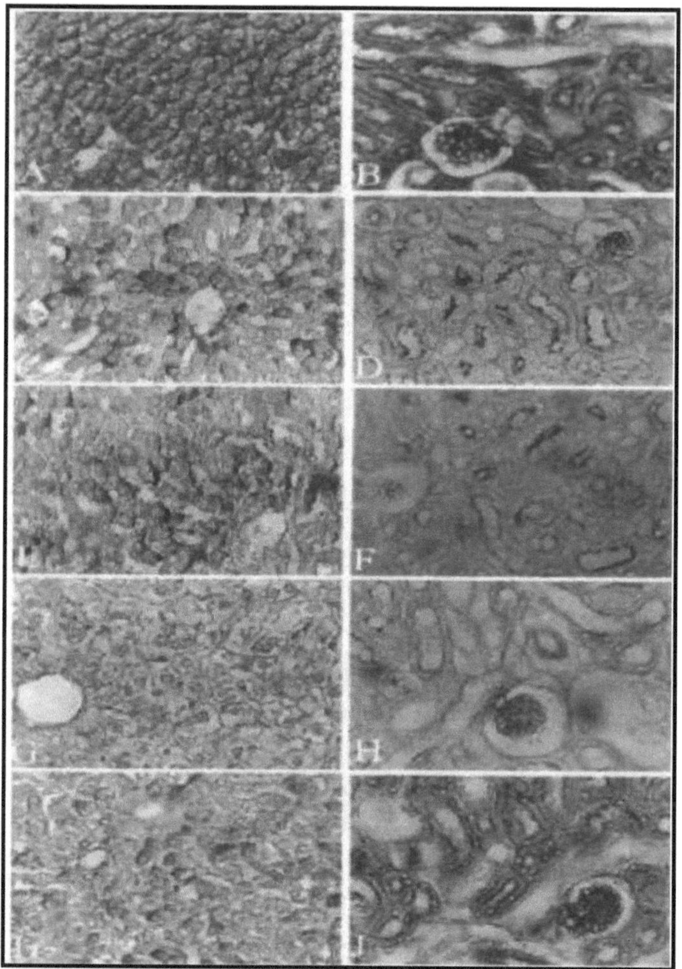

Figura 3. Micrografia ligeira das secções do fígado (A,C,E,G&I) e rim (B,D,F,H&J) mostrando a distribuição do glicogénio. Um fígado de controlo, glicogénio em hepatócitos de cor vermelha intensa, núcleos sem manchas. C Secção do fígado do grupo T1 com uma ligeira diminuição do glicogénio. E Grupo T2 com aparente diminuição do glicogénio. G Grupo T3 com um decréscimo acentuado de glicogénio. I Grupo T4 com um decréscimo acentuado de glicogénio. B Secção renal de controlo com material positivo de PAS moderado no citoplasma e bordos de escova dos túbulos convoluídos proximais. Os glomérulos foram intensamente positivos à reacção PAS. D,F,H&J são grupos T1,T2,T3&T4 respectivamente com uma diminuição da quantidade de material PAS positivo nos túbulos e glomérulos. As secções foram coradas com o método Schiff s periódico. Magnificações, X 400.

Total de proteínas:

O exame das secções hepáticas e renais do grupo de controlo, coradas pelo método azul de bromofenol, mostrou um teor normal de proteínas (Fig. 4 A, B). As secções hepáticas do grupo T1 tiveram uma ligeira diminuição do teor proteico (Fig. 4 C). Secções do grupo T2 mostraram que o citoplasma continha numerosos grânulos proteicos corados de azul escuro (Fig. 4 E). Para o grupo T3 o conteúdo proteico diminuiu significativamente e o citoplasma apareceu mais vacuolado (Fig. 4 G). Nas secções hepáticas do grupo T4, o conteúdo proteico foi moderadamente reduzido nos hepatócitos (Fig. 4 I). As proteínas dos túbulos renais de controlo e dos glomérulos mostraram grânulos de cor azul homogénea devido a uma afinidade positiva com a coloração azul de bromofenol (Fig. 4 B). Em todos os grupos tratados, o conteúdo proteico foi ligeiramente reduzido nos túbulos renais e glomérulos (Fig. 4 D, F, H, e J).

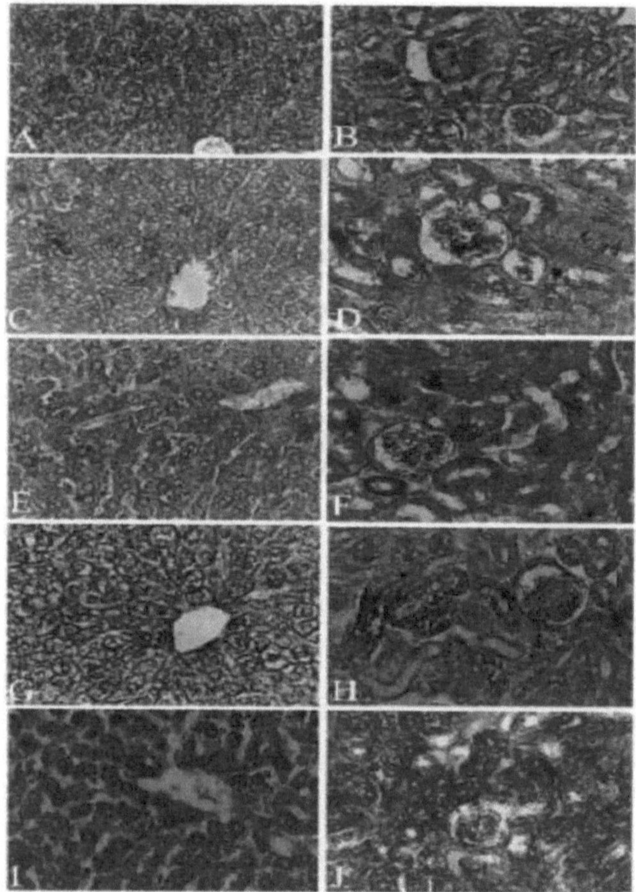

Figura 4. Micrografia leve das secções do fígado (A,C,E,G&I) e do rim (B,D,F,H,&J) mostrando o conteúdo proteico. Um fígado de controlo com uma quantidade considerável de elementos proteicos no citoplasma de hepatócitos. Secção do fígado do grupo C T1 com uma fraca resposta à reacção azul de bromofenol. E Grupo T2 com uma diminuição do conteúdo proteico. G Grupo T3 com uma quantidade muito baixa de conteúdo proteico, embora a capacidade de coloração da membrana plasmática tenha aumentado . I Grupo T4 com uma diminuição da quantidade de proteína. B Secção renal de controlo com grânulos homogéneos de cor azul denso como afinidade positiva com o azul de bromofenol. D,F,H&J são grupos T1,T2,T3&T4 respectivamente com um aumento do conteúdo proteico. As secções foram coradas com o método do azul de bromofenol. Magnificações, X 400.

Ácido desoxirribonucleico (ADN):

As secções hepáticas do grupo T1, coradas pelo método Fuelgen, mostraram um elevado teor de cromatina grosseira nos núcleos dos hepatócitos, bem como nos núcleos das células Kupffer (Fig. 5 C). As secções hepáticas do grupo T2 tiveram uma redução moderada na cromatina fina (Fig. 5 E) do que o grupo de controlo (Fig. 5 A), mas mais do que o grupo T1 (Fig. 5 C). Além disso, as células de Kupffer apareceram densamente coradas, enquanto que os núcleos da maioria das células inflamatórias apareceram escurecidos (Fig. 5 E, G). As secções hepáticas do grupo T4 mostraram um aumento de partículas de ADN coloridas e núcleos vacuolados. Os núcleos das células inflamatórias que apareceram perto da veia central estavam densamente corados (Fig. 5 J). As secções renais mostraram que algumas partículas contendo material de ADN apareciam nos núcleos. Em algumas células, estas partículas eram abundantes, densamente coradas e dispersas no nucleoplasma, enquanto que nas outras células apareceram em menor número, fracamente coradas, e foram notadas principalmente na periferia nuclear. Nas outras células, os grânulos de ADN estavam ligados aos nucléolos. Observou-se que os grupos T1, T2 e T3 apresentavam uma diminuição acentuada da cromatina grosseira nos núcleos (Fig. 5 D, F, H) enquanto que o grupo T4 apresentava um ligeiro aumento dos grânulos de cromatina (Fig. 5 J). Os núcleos das células mesangianas tiveram uma reacção mais positiva em todos os grupos tratados do que os do grupo de controlo (Fig. 5 B).

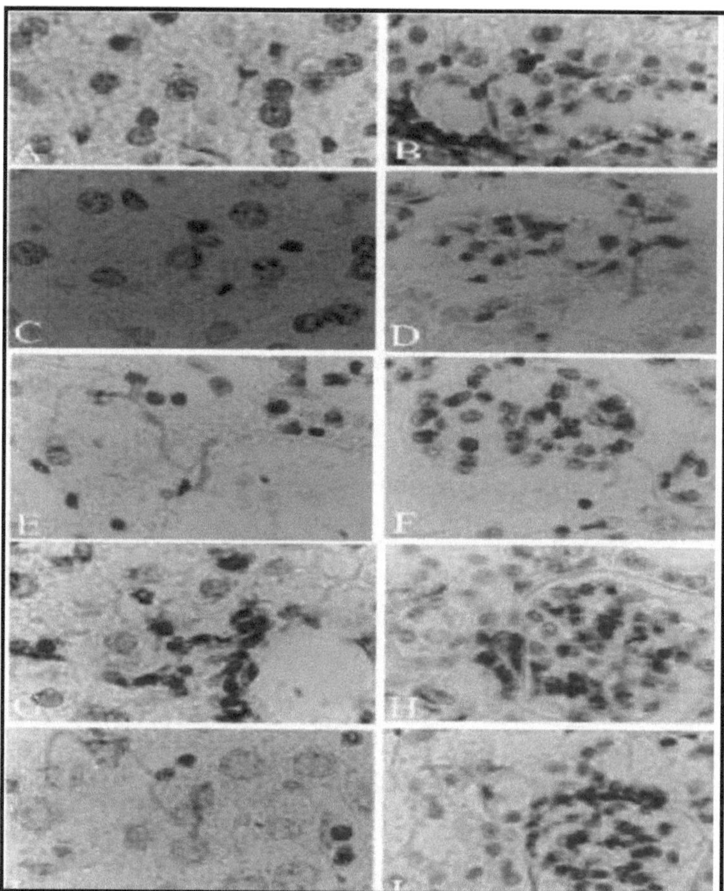

Figura 5. Micrografia leve das secções do fígado (A,C,E,G&I) e do rim (B,D,F,H&J) mostrando o conteúdo de ADN. Um fígado de controlo com partículas de cor púrpura vermelha ténue no nucleoplasma de hepatócitos e células de Kupffer. Secção do fígado do grupo C T1 com aumento de cromatina grosseira. E Grupo T2 com uma redução moderada de cromatina grosseira, núcleos densamente corados das clls de Kupffer e células inflamatórias. Grupo G T3 com uma redução da quantidade de ADN. I Grupo T4 com uma quantidade muito baixa de ADN em hepatócitos e núcleos escuros corados das células inflamatórias. B Secção renal de controlo com partículas de ADN (cromatina) apareceu como cor púrpura vermelha ténue. D,F,H&J são grupos T1,T2,T3&T4 respectivamente com uma diminuição do conteúdo de ADN em túbulos, enquanto aumenta a capacidade de coloração das células mesangianas. As secções foram coradas com o método Feulgen. Magnificações, X 400.

2- <u>Resultados citogenéticos</u>.

Os resultados obtidos dos animais tratados e de controlo em cada fase da experiência foram analisados estatisticamente usando o teste de contingência 2 X 2.

A relação tempo-resposta das aberrações estruturais totais foi determinada pelo coeficiente de correlação e regressão e pela correspondente linha de regressão.

Aberrações cromossómicas:

i- Aberrações cromossómicas observadas.

As aberrações cromossómicas estruturais observadas no presente estudo foram sob a forma de quebras cromatídicas [supressões, quebras, fragmentos e lacunas, fusões cêntricas, atenuações centrómicas, anéis e associações de extremo a extremo. Uma célula foi considerada centrromericamente atenuada quando contém pelo menos três cromossomas com divisão centromérica (Fig. 6 A-G).

As aberrações cromossómicas numéricas observadas eram sob a forma de endomitose (Fig. 6G) e poliploidia.

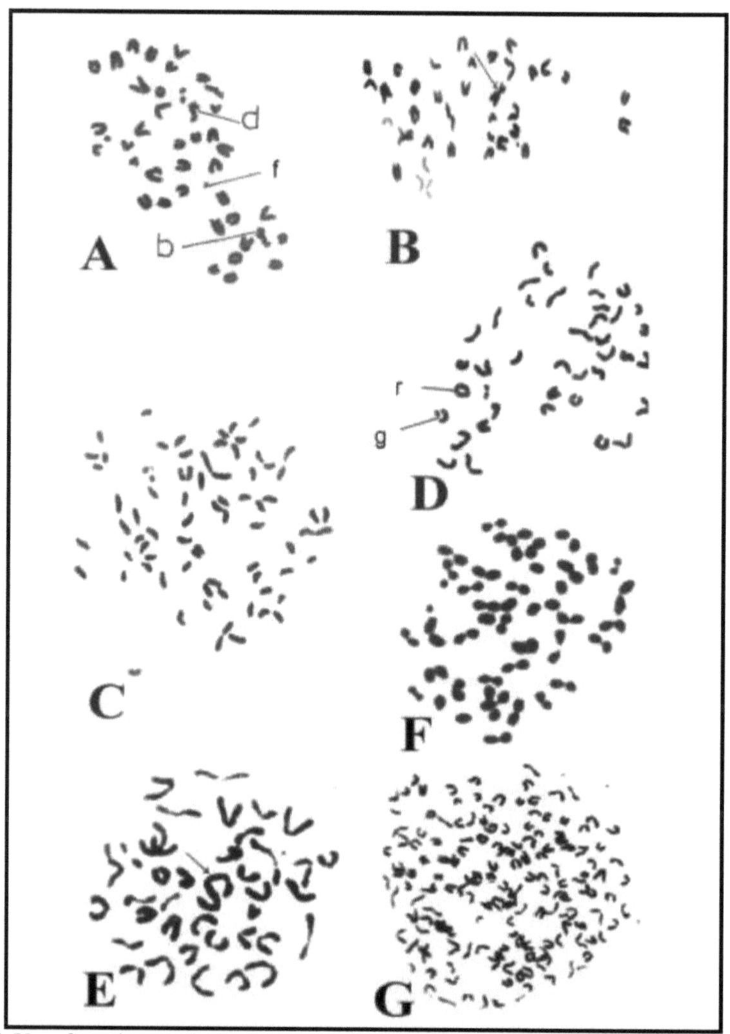

Figura 6. Uma fotomicrografia de propagação em metafase a partir da medula óssea do rato. (A) Quebra cromatídica (b) supressão terminal (d) e cromossoma fragmentado (f). (B) Fusão cêntrica. (C) Atenuação centrómica. (D) Cromossomas de anel (r) e lacuna (g). (E) Associação de fim a fim (seta). (F) Endomitose; (G) Poliploidia.

ii- Resultados experimentais

O quadro (1) representa os dados obtidos após tratamento diário com piroxicam (0,3 mg/kg) durante uma semana. Foi observado um aumento significativo (a P<0,05) no número de quebras de corôdea e associações de extremo a extremo. Também, o número total de aberrações cromossómicas estruturais aumentou significativamente (a P<0,005) no grupo tratado, quando comparado com o do grupo de controlo. No grupo tratado, o aumento do número de aberrações cromossómicas numéricas não atingiu um nível estatisticamente significativo quando comparado com o do grupo de controlo.

A injecção diária dos animais durante duas semanas resultou na indução de um número significativo de quebras cromatídicas (a P<0,05) e de aberrações estruturais totais (a P<0,01). Mais uma vez, não foi possível detectar um aumento significativo do número de aberrações cromossómicas numéricas (Quadro 2).

No grupo de animais tratados diariamente com piroxicam durante três semanas, verificou-se um aumento significativo (em P <0,01) no número de quebras cromatídicas e aberrações estruturais totais (Quadro 3). Não foram registadas diferenças significativas no número de aberrações numéricas entre os grupos tratados e os grupos de controlo.

O quadro 4 mostra os dados obtidos após a injecção diária com piroxicam durante quatro semanas. O número de quebras cromatídicas aumentou significativamente (em P<0,01), enquanto o aumento do número de associações de extremo a extremo foi considerado significativo (em P<0,05). No entanto, o aumento do número total de aberrações estruturais atingiu um elevado significado (em P<0,005). Nenhuma alteração significativa no número de aberrações numéricas pôde ser detectada.

iii- Análise de regressão:

Foi observada uma correlação positiva entre o número total de aberrações estruturais e o aumento do período de tratamento (r = 0,642) (Fig. 7).

B- Índice mitótico:

Não foi possível detectar alterações significativas nos índices mitóticos entre os grupos de controlo e os diferentes grupos tratados com piroxicam para os diferentes períodos de tratamento utilizados no presente estudo (Quadro 5).

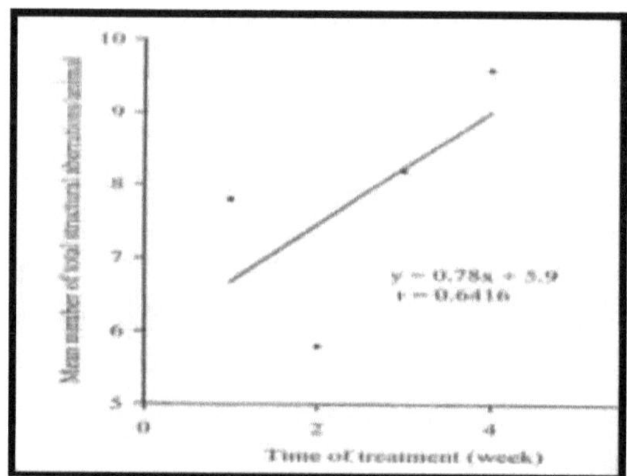

Figura 7. O número total de aberrações estruturais

Tabela (1): Aberrações cromossómicas induzidas em células da medula óssea de ratos após tratamento Com piroxicam (0,3 mg/kg) durante uma semana.

Tipos de Aberrações	Animais de Controlo Negativo				Animais tratados						X2
	I	II	III	Total (M±SD)	I	II	III	IV	V	Total (M ± SD)	
Quebra de cromatídeos	1	1	1	3 (1±0.0)	6	2	2	3	4	17 (3.40±1.67)	4.87 *
Fusão cêntrica	-	-	-	-	-	2	-	1	-	3 (0.60±0.89)	2.41
Atenuação centrromérica	2	1	1	4 (1.33±0.57)	1	3	2	1	2	9 (1.80±0.84)	0.27
Cromossoma do Anel	-	1	-	1 (0.33±0.58)	-	1	-	1	1	3 (0.60±0.55)	0.42
Associação de ponta a ponta	-	-	-	-	-	2	1	3	1	7 (1.40±1.14)	4.21*
Aberrações estruturais totais	3	3	2	8 (2.67±0.58)	7	10	5	9	8	39 (7.80±1.90)	10.17***
Endomitose	-	-	-	-	-	3	-	-	-	3 (0.80±1.34)	2.41
Poliploidia	-	-	-	-	-	1	-	-	-	1 (0.20±0.45)	0.60
Total de aberrações numéricas	-	-	-	-	-	4	-	-	-	4 (0.80±1.79)	2.42

* Significativo a P <0.05M =　　　　　　　　Média

* Significativo a P <0,005SD　　　　　　　　= desvio padrão

35

Tabela (2): Aberrações cromossómicas induzidas em células da medula óssea de ratos após tratamento compiroxicam (0,3 mg/kg) durante duas semanas.

Tipos de Aberrações	Animais de Controlo				Animais tratados						
	I	II	III	Total (M± SD)	I	II	III	IV	V	Total (M ± SD)	X2
Quebra de cromatídeos	-	1	1	2 (0.67±0.58)	4	3	4	3	2	13 (3.20±0.84)	3.88 †
Fusão cêntrica	1	-	-	1 (0.33±0.58)	2	1	1	2	1	7 (1.40±0.55)	2.14
Atenuação centrromérica	2	1	-	3 (1.00±1.00)	-	-	1	1	-	2 (0.40±0.55)	1.09
Cromossoma do Anel	-	-	-	-	-	1	2	-	2	5 (1.00±1.00)	3.01
Associação de ponta a ponta	-	-	-	-	2	-	-	-	-	2 (0.40±0.55)	1.21
Aberrações estruturais totais	3	2	1	6 (2.00±1.00)	8	5	5	6	5	29 (5.80±1.30)	6.74 ‡
Endomitose	-	1	-	1 (0.33±0.58)	1	-	1	-	-	2 (0.40±0.55)	0.02
Poliploidia	-	-	-	-	-	1	1	1	-	3 (0.60±0.55)	2.41
Total de aberrações numéricas	-	1	-	1 (0.33±0.58)	1	1	2	1	-	5 (1.00±1.00)	1.121

† Significativo a P<0.05M = Média
* Significativo a P<0.01SD = desvio padrão

36

Tabela (3): Aberrações cromossómicas induzidas em células da medula óssea de ratos após tratamento compiroxicam (0,3 mg/kg) durante três semanas.

Tipos de Aberrações	Animais de Controlo Negativo				Animais tratados						
	I	II	III	Total (M± SD)	I	II	III	IV	V	Total (M ± SD)	X2
Quebra de cromatídeos	1	-	1	2 (0.67±0.58)	2	3	3	4	4	16 (3.20±0.84)	5.59**
Fusão cêntrica	2	2	1	5 (1.67±0.58)	3	2	1	1	3	10 (2.00±1.00)	0.11
Atenuação centrromérica	3	-	1	4 (1.33±0.58)	-	2	-	-	3	5 (1.00±1.00)	0.18
Cromossoma do Anel	1	-	-	1 (0.33±0.58)	-	3	2	1	-	6 (1.20±1.30)	1.62
Associação de ponta a ponta	-	-	-	-	-	2	1	1	-	4 (0.80±0.84)	2.42
Aberrações estruturais totais	7	2	3	12 (4.00±2.65)	5	12	7	7	10	41 (8.20±2.77)	5.79**
Endomitose	-	-	-	-	-	-	-	-	-	-	
Poliploidia	-	1	-	1 (0.33±0.58)	-	-	1	-	-	1 (0.20±0.45)	0.13
Total de aberrações numéricas	-	1	-	1 (0.33±0.58)	-	-	1	-	-	1 (0.20±0.45)	0.13

* Significativo a P < 0.01 M = Média

SD = desvio padrão

Tabela (4): Aberrações cromossómicas induzidas em células da medula óssea de ratos após tratamento com piroxicam (0,3mg/kg)durante quatro semanas.

Tipos de Aberrações	Animais de Controlo				Animais tratados						X2
	I	II	III	Total (M± SD)	I	II	III	IV	V	Total (M ± SD)	
Quebra de cromatídeos	1	1	1	3 (1.00±1.00)	6	2	5	4	4	21 (4.20±1.48)	6.81 §
Fusão cêntrica	1	-	-	1 (0.33±0.38)	1	2	1	2	1	7 (1.40±1.14)	2.14
Atenuação centrromérica	1	1	2	4 (1.33±0.58)	1	2	-	4	1	8 (1.60±1.52)	0.10
Cromossoma do Anel	-	1	-	1 (0.33±0.58)	-	-	1	2	1	4 (0.80±1.84)	0.67
Associação de ponta a ponta	-	-	-	-	2	1	-	3	2	8 (1.60±1.52)	4.90 **
Aberrações estruturais totais	3	3	3	9 (3.00±0.00)	10	7	7	15	9	48 (9.60±3.29)	13.39 ††
Endomitose	-	-	-	-	-	-	-	-	-	-	-
Poliploidia	-	-	-	-	1	-	-	-	1	2 (1.40±0.55)	1.21
Total de aberrações numéricas	-	-	-	-	1	-	-	-	1	2 (0.40±0.55)	1.21

§ Significativo a p<0.01SD

** Significativo a p<0.05M =

†† Significativo a p<0,005

= desvio padrão

Média

Tabela (5): Efeito do tratamento com pitoxicam (0,3 mg/kg) sobre o índice mitótico das células de medula óssea de ratos

Período de tratamento (Semanas)	Número de células divisoras/1000 célula/animal										
	Animais de Controlo Negativo				Animais tratados						
	I	II	III	M± SD	I	II	III	IV	V	M ± SD	X2
Um	19	21	20	20.00±1.00	23	22	22	20	21	21.60±1.14	0.23
Dois	25	23	19	22.33±3.06	23	23	23	22	27	23.60±1.95	0.33
Três	16	18	19	17.67±1.53	22	19	24	20	21	21.20±1.92	1.21
Quatro	17	21	25	21.00±4.00	23	23	22	20	20	21.60±1.52	0.34

M = média

SD = desvio padrão

VI- DISCUSSÃO

O medicamento anti-inflamatório não periódico (NSAID) Piroxicam (Feldene) foi investigado pela sua capacidade de induzir aberrações cromossómicas e alterações na actividade mitótica das células da medula óssea dos ratos. Além disso, foram também estudadas as alterações histológicas induzidas no fígado e no rim de ratos, após tratamento com piroxicam. O piroxicam foi administrado diariamente como uma única injecção intraperitoneal a um nível de dose de 0,3 mg/kg/dia (dose clínica) durante quatro semanas. Os grupos de animais foram sacrificados uma, duas, três e quatro semanas após o tratamento.

1- Histopatologia

O efeito do piroxicam que é uma droga anti-inflamatória não esteróide (NSAID) no fígado de ratos durante o presente estudo depende do tempo, uma vez que causou ligeiros efeitos após uma semana, os efeitos foram aumentados com o tempo prolongado de administração da dose. O fármaco induziu retenção de água seguida de vacinação nos hepatócitos, ligeira dilatação dos sinusóides sanguíneos e aparecimento de infiltração celular inflamatória. A retenção de água dentro dos hepatócitos resultou num edema que pode ter ocorrido devido à redução da energia necessária para a regulação da concentração de iões nas células, o que pode estar em acordos com *Yukiko et al., (1977).* Em geral, os AINEs são bem conhecidos por induzirem lesões hepáticas *(Wax et al., 1970; Hargus et al.,1994; Mohamed e Steitia, 1995).*

Zhang e Wang (1984) e *El-Banhawy et al. (1993)* sugeriram que a vaculação citoplasmática é principalmente uma consequência de distúrbios consideráveis nas inclusões lipídicas e no metabolismo das gorduras que ocorrem sob casos patológicos. Além disso, a degeneração vacuolar tem sido considerada por *Durham et al. (1990)* como um determinado dispositivo produzido em condições patológicas para recolher as substâncias nocivas nas células.

A vaculação do citoplasma das células hepáticas durante o presente estudo apareceu inicialmente nos hepatócitos da zona periférica dos lóbulos hepáticos, estendendo-se gradualmente em direcção ao seu centro. Isto pode ser devido à direcção do fornecimento de sangue lobular. Os ramos da veia porta hepática e da artéria hepática (no canal portal) dão o seu sangue aos sinusóides lobulares. Os heptocitos na periferia lobular são, em primeiro lugar, sujeitos a alta concentração da droga, depois a concentração da droga diminui gradualmente em direcção ao centro. Assim, no início, os heptocitos periféricos são mais afectados e o efeito pode ser menor na zona labular média e menor nas áreas centrais. A vacinação e os danos das células hepáticas dos mamíferos foram notados por outros investigadores após tratamento com diferentes agentes, tais como rodenticidas *(El-Banhawy et al., 1993)*, anfetaminas *(Elewa, 1995)*, antibióticos *(Elewa, 1996)* e durante a infecção eimeriana *(Amer et al., 1998)*.

Os resultados actuais mostraram também uma notável infiltração celular no tecido hepático. Isto apoia *El-Banhawy et al. (1993)* que sugeriram que a abundância de leucócitos, em geral, e linfócitos em particular, são uma resposta proeminente dos tecidos do corpo face a qualquer impacto prejudicial. *Miura et al. (1991) relataram* que, a administração subcutânea da

AINE "indometacina" induziu úlceras intestinais e acumulação de leucócitos em vênulas submucosas 5 e 12 horas após a administração de fármacos, elevações de leucócitos e aderência ao endotélio vascular foram sugeridas por *McCafferty et al. (1995)* para desempenhar um papel importante na patogénese da lesão gástrica assosiada por AINE experimental. Esta opinião foi apoiada por *Morise et al. (1998)* que sugeriram que a interacção neutrofílica polimorfonucleares leucócitos-endoteliais desempenha um papel crítico na fisiopatologia da gastropatia induzida pela AINE.

Após quatro semanas de tratamento, notou-se que os hepatócitos se tornaram aproximadamente normais. Isto indica o início de uma fase curativa. Isto pode ser devido à capacidade altamente reguladora das células hepáticas, e à adptação ao fármaco. Outro investigador também relatou a adaptação do tecido à lesão produzida pelos AINE *(Skeljo et al., 1996 e Ibrahim, 1999).*

No presente estudo, as células de Kupffer foram aumentadas em número nos ratos tratados. Isto vem em acordo com *Henell et al. (1983).*

Os autores relataram que o aumento do número de células de Kupffer pode ser atribuído ao aumento de substâncias estranhas (por exemplo, células necróticas e medicamentos metabólicos) que devem ser eliminadas por fagocitose.

As alterações patológicas do fígado podem, na nossa explicação, levar a funções hepáticas prejudicadas. Esta última, por sua vez, interfere com a secreção de proteínas plasmáticas e vários factores de coagulação. Estes diminuem a pressão osmótica do sangue, consequentemente a drenagem de fluidos dos tecidos diminuiu, explicando o edema e congestão observados nos diferentes tecidos.

Sabe-se agora que o piroxicam é um dos mais populares anti-inflamatórios não esteróides (NSAID) utilizado para o tratamento de diferentes casos de inflamações e distúrbios reumáticos que duram um longo período de tempo. O uso do piroxicam no presente estudo revelou diferentes alterações histopatológicas nos tecidos renais. No entanto, as deficiências glomerulares foram a principal característica do piroxicam recebido pelo rim. As alterações no constituinte glomerular tiveram lugar de forma graciosa. No início os glomérulos encolheram após uma semana de administração de piroxicam e esta alteração tornou-se mais evidente após duas semanas de tratamentos. Este quadro é contrário ao de *El-Banhawy et al. (1994)*, que relataram que a injecção de ratos com a dose terapêutica durante duas semanas induziu a hipertrofia dos glomérulos. A atrofia do tecido glomerular da presente investigação pode ser discutida do ponto de vista fisiológico. O rim é o principal órgão excretor do corpo, pelo que a elevação da concentração do fármaco no sangue deve ser enfrentada pela constrição capilar para diminuir o filtro glomerular que contém o fármaco para minimizar o seu efeito e proteger as células tubulares. Ao mesmo tempo, os processos celulares mesangianos podem ser retraídos devido à contracção dos seus filamentos (filamentos semelhantes à miosina) que podem ser estimulados pela angiotensina II presente nestas células *(Stevens e Lowe, 1997)*.

Notou-se que o período prolongado de administração de drogas (3 semanas) induziu uma ligeira hipertrofia dos glomérulos e um estreitamento do espaço urinário. A hipertrofia glomerular pode ser devida à proliferação das células mesangianas, que secretam mais matriz mesangiana. Após quatro semanas, a proliferação das células mesangianas aumentou e os capilares sanguíneos apareceram ingurgitados de glóbulos vermelhos e o espaço urinário foi completamente obliterado. Esta descoberta pode concordar com o efeito da injecção de endometacina durante 3 semanas *(El-Banhawy et al., 1994)*. O aumento da celularidade mesangiana pode aumentar a sua função fagocítica para limpar parte da droga do sangue circulante, e também secretar mais angiotensina II para contrair os capilares glomerulares, atrasando o fluxo sanguíneo para diminuir o filtrado glomerular, de modo que a quantidade mínima de tempo da droga/unidade chegue à luz tubular com o filtrado glomerular e nos capilares sanguíneos que rodeiam estes túbulos.

Após uma semana de tratamento, a maioria das células da camada parietal dos glomérulos parecia normal enquanto em poucos glomérulos esta camada parietal mostra alguns sinais de destruição, No entanto, após duas semanas de tratamentos, os núcleos da maioria das células parietais estavam hipertrofiados com poucos grânulos de cromatina e os núcleos estavam rodeados de fino citoplasma rosa pálido. No terceiro e quarto grupos, a maioria destas células hipertrofiadas e apareceu em forma colunar com citoplasma cor-de-rosa escuro granulado, também estas células apareceram na sua maioria separadas umas das outras, o que pode indicar um processo de inchaço turvo. *El-Banhawy et al. (1994)* relataram que estas células estavam marcadamente inchadas e protuberantes nos espaços urinários. A proliferação das células mesangianas leva ao aumento da quantidade da matriz mesangiana e da secreção de angiotensina II. O aumento da matriz mesangial comprime os capilares glomerulares enquanto o aumento da angiotensina II produz mais constrição a estes capilares. Assim, a quantidade de sangue que chega ao glomerali é reduzida, levando a uma diminuição da quantidade de oxigénio para o nefrónio e para os diferentes segmentos tubulares. Como resultado deste caso, os túbulos convolutos proximais mostram alterações degenerativas precoces, o que ficou claro no presente estudo após a primeira semana de tratamentos. Isto pode ser atribuído principalmente a uma oxigenação inadequada, ao efeito do piroxicam ou de ambos. As células individuais estão inchadas com água. Isto pode ser devido a uma excreção inadequada de água para o interstício. Aparentemente, isto pode ser o resultado da falha da bomba Na+/ K+ ATPase nas paredes laterais das células. Isto concorda com as conclusões de *Yukiko et al. (1977)*. O edema das células dos túbulos convoluídos proximais; levou à sua incapacidade de funcionar correctamente

As lesões tubulares observadas nas presentes experiências foram acompanhadas pela invasão de células inflamatórias aos tecidos intertubulares num ensaio para contrariar. Algumas destas tensões externas aparentemente causam estas lesões tubulares.

No presente estudo, os diferentes segmentos do laço de Henel foram menos afectados com a dose de piroxicam, o que pode sugerir que o principal alvo deste fármaco são os túbulos enrolados e colectores. Conclusões semelhantes tinham sido apresentadas por *El-Banhawy, et al., (1994)*. Estes autores declararam que a lesão que tinha ocorrido nos tecidos

da medula renal devido à aplicação de indometacina não foram tão severas como as observadas no córtex renal dos mesmos espécimes. *El-Banhawy et al. (1994)* reprovaram que os microvilos da borda do pincel apical estavam visivelmente inchados e aumentados de tamanho, excepto nas áreas focais onde estavam obviamente degenerados ou mesmo completamente abolidos, consequentemente, conteúdos celulares abundantes tinham escapado ou extrudidos para a lumina destes túbulos formando os detritos tubulares ou os castros hialinos.

Isto pode estar de acordo com a imagem das células dos túbulos convoluídos proximais durante o presente estudo em secções de Hematoxilina e Eosina que mostraram o inchaço e edema destas células, o que levou ao inchaço e retracção da maioria dos microfilhos e à destruição de outros. Estes podem ser devidos à diminuição do processo de reabsorção do filtrado glomerular para contrariar a toxicidade do fármaco. Em agravamento com os resultados actuais estão os de *Jacson e Larvrence (1978)* que descobriram que o tratamento com indometacina ou fenilbutazona causou necrose papilar, degradação tubular, bem como infiltração celular inflamatória. Além disso, *Abrahams e Levinson (1970)* relataram a ocorrência de danos no revestimento celular dos túbulos colectores no rim de ratos administrados em quantidades excessivas de mistura analgésica de asprina, fenacetina e cafeína. Além disso, foram observadas lesões notáveis nas células e tecidos renais por *El-Banhawy et al. (1992)* em ratos tratados com o narcótico analgésico flunitrazepam.

Muitas pesquisas tinham relatado uma alternância marcada na estrutura fina do componente celular dos túbulos convolutos proximais (especialmente a degeneração dos micro-vibros de outras bordas de escova) nas suas inspecções de rins de mamíferos como resultado do tratamento com diferentes substâncias tóxicas *(Wachstein e Basen, 1964).Trump e Bulger, 1986; Reimer et al, 1972; Melvin et al., 1966; Corrier e Adams, 1977; Tawfic, 1968; El-Banhawy et al., 1989 e Al-Thoni, 1993).*

Estudo 2-Citogenético:

Na presente investigação observou-se um aumento das aberrações cromossómicas estruturais nos quatro grupos de animais sacrificados após os diferentes períodos de tratamentos utilizados (uma, duas, três e quatro semanas). As aberrações cromossómicas significativas observadas foram principalmente sob a forma de quebras cromatídicas (delação, lacuna, ruptura e fragmentos).

Danos nos cromossomas apenas após a fase Gi do ciclo celulósico, e resulta na quebra de cromatídeos *(Stevenson et al., 1971)*. Portanto, pode ser possível concluir que o piroxicam exerce o seu efeito clastogénico após a fase G1 do ciclo celular.

O número de células com associações de extremo a extremo aumentou significativamente apenas nos dois grupos tratados durante uma e quatro semanas. Consequentemente, este tipo de aberração após quatro semanas de tratamento como indicador do efeito cumulativo do piroxicam.

Mais uma vez, apenas nos dois grupos tratados durante uma e quatro semanas, o número de células com cromossomas centromericamente atenuados aumentou ligeiramente em relação ao nível de controlo. Este ligeiro aumento não atingiu um nível estatisticamente significativo. A atenuação centrromérica, por exemplo, a divisão do contômero sem mitose, pode ser uma fase inicial de endomitose, caso em que dá origem a poliploidia *(De Hondet et al., 1983)*. No presente estudo, a poliploidia foi rara, pelo que a atenuação centromérica é muito provavelmente uma experiência de citotoxicidade não específica. *Dolara et al. (1994)* descreveram o mesmo fenómeno de separação cromatídica sob o nome de "separação centrromérica não-síncrona" e concluíram que as distrubâncias dos filamentos do fuso são provavelmente a causa da ruptura do aparelho centrromérico durante a mitose, que se manifesta como uma separação cromatídica. O ligeiro aumento não significativo das células centrromericamente atenuadas observado no presente trabalho pode levar a concluir que o piroxicam não tem qualquer efeito sobre o aparelho do fuso. A perturbação do aparelho do fuso é um mecanismo sugerido para a poliploidia. O raro número de células poliplóides observado no presente estudo pode apoiar a não-interacção concluída entre o piroxicam e o aparelho do fuso.

Os resultados do presente trabalho mostraram que o número de aberrações/células não excedeu uma aberração/célula e que a frequência de células aberrantes foi de 15,6%, 11,6%, 16,4% e 19,2% nos grupos tratados durante uma, duas, três e quatro semanas, respectivamente.

A análise de regressão indicou uma correlação positiva entre o número de aberrações cromossómicas estruturais e o aumento dos períodos de tratamento (r=0,642). Contudo, o aumento observado no número de células aberrantes com o aumento do período de tratamento pode ser atribuído à acumulação das células ligeiramente danificadas e não ao efeito da acumulação do próprio piroxicam. *Hobbs (1980)* relatou que o piroxicam não se acumula durante a utilização a longo prazo.

Ao nosso conhecimento, com base em vários inquéritos informáticos, apenas dois estudos relativos ao efeito genotóxico do piroxicam puderam ser encontrados. *Kullich e Klein (1986)* e *Kullich et al. (1990)* relataram que as investigações citogenéticas antes e depois da aplicação terapêutica do piroxicam durante duas semanas não revelaram qualquer alteração nos níveis de troca de cromatídeos irmãos (SCE). Além disso, a frequência das SCE foi determinada em linfócitos humanos *in vitro* e *in vivo* após 14 dias de tratamento. *Kullich et al. (1990)* relataram não ter havido alteração significativa nos níveis de SCE, nem *in vitro* nem *in vivo*. O aumento significativo das quebras cromossómicas observado no presente estudo após tratamento com a dose terapêutica de piroxicam (0,3 mg/kg) durante uma, duas, três e quatro semanas pode acrescentar mais apoio à conclusão anteriormente relatada de que o mecanismo de formação de SCE é diferente do das aberrações cromossómicas e que as SCE representam, apenas uma parte do dano total do ADN *(Wolff et al., 1977* e *Huja et al., 1982)*

Nenhuma alteração significativa nos índices mitóticos pôde ser detectada nos diferentes grupos tratados com piroxicam quando comparados com os seus grupos de controlo comparáveis. Estes resultados podem indicar que o piroxicam não interagiu com o appratus do fuso. Anemia aplástica fetal *(Lee et al., 1982)*, leucopenia *(Rahman et al. , 1979)* e redução do número de granuolócitos polimorfonucleares *(Montecucco et al., 1989)* foram registados apenas após a utilização a longo prazo do piroxicam durante três anos.

O presente estudo revela claramente que o piroxicam tem efeitos tóxicos drásticos nos tecidos renais e hepáticos, representados pelas alterações histopatológicas observadas. As alterações citogenéticas registadas durante o presente estudo podem indicar o potencial clastogénico do piroxicam. Isto significa que os AINE, especialmente o piroxicam devem ser utilizados sob controlo médico rigoroso, e estes efeitos secundários graves devem ser considerados e tidos em consideração quando se utiliza prioxicam em tratamentos.

VII- REFERÊNCIAS

Abrahams, C. e Levinson, E. (1970): Ultrastrutura da papila renal em nefrite analgésica induzida experimentalmente em ratos. S. Afr. Med. H., 44 (3): 63-65.

Adam, H. e Caihak, G. (1964): Large zoological parktikum tell. Métodos de trabalho de anatómica macroscópica e microscópica Com 283 ilustrações Gustav. Fischer Verlag Stuttgart.

Adams, D.H., Howie, A.J., Michael, J., Meconkey, B., Bacon, P.A. e Adu, D. (1986): Anti-inflamatórios não esteróides e insuficiência renal. Lancet, (8472): 57- 60.

Aguwa, C.N.J. (1985): Incidência de úlceras gástricas por indometacina e piroxicam em ratos. Arco. Toxicol., 56: 212-13.

Al-Thani, A.S. (1993): The side effects of chloram-phenicol on some histological, histochemical and ultra-strucutral aspects of the liver and kidney of the white rat Ph.D. Thesis, Faculty of Science, Ain Shams University, Cairo, Egypt.

Amer, M.A.; Elewa, F.H.; El-Shershaby, A.M. e Abdel-Azia, A.M. (1998): Histopathological and histochemical effects of eimerian infection on the host tissues: liver of cobbit. Egipto. J. Zool., 31: 1- 43.

Bender, M.A.; Caston-Griggs, H. e Bedford, J.S. (1974): Mecanismo de produção de aberrações cromossómicas III: Produtos químicos e radiação ionizante. Mut. Res., 23: 197- 212.

Bertram, G. e Katzung, M.D. (1998): Basic and clinical pharmacology, 7ª edição, A Simon and Schuster Company, pp. 578- 603.

Biqrnstad, H. e Vik, G. (1986): Púrpura trompocitopénica associada ao piroxicam. Br. J. Clin. Pract., 40-42.

Brogden, R.N.; Hell, R.C.; Speight, T.M. e Avery, G.S. (1984): Piroxicam Uma reapreciação da sua farmacologia e eficácia terapêutica. Fármacos, 28: 292.

Burn, S.G.W. (1972): The Science of Genetics; An Introduction to Heredity, MacMillan, New York, pp. 211.

Callaghan, O.C.; Andrew, P.A. e Ogg, C.S. (1994): Doença renal e uso de medicamentos anti-inflamatórios não esteróides tópicos. Br. Med. J., 308: 110-11.

Carty, T.J.; Stevens, J.S.; Lombardino, J.G.; Parry, M.J.; e Randall, M.J. (1980): Piroxicam, um composto anti-inflamatório estruturalmente novo. Modo de síntese e inibição da prostaglandina. Prostaglandinas, 19(5): 671-82.

Clive, D.M. e Staff, J.S. (1984): Sindromes renais associadas a medicamentos anti-inflamatórios não esteróides. N. Engl. J. Med., 310: 563-72.

Cooke, J.D. e Scudamore, R.A. (1989): Estudos sobre a patogénese da aritrite reumatóide. Br. J. Rheumatol., 28: 243.

Corrire, E.D. e Admas, G.L. (1977): Lesões ultra-estruturais em caprinos, dadas por uma dose letal de diproprionato de imidocarl. Am. J. Vet. Res., 38(2): 217- 23.

Cryer, B. e Feldman, M. (1992): Effects of nonsteroidal antiinflammatory drugs endogenous gastrointestinal prostaglandine and treatment of nonsteroidal anti-inflammatory drugs induced damage. Arco. Intl. Med., 152: 1145- 55.

De Handte, H.A.; Fahmy, A.M. e Abdelbaset, S.A. (1983): Estudos cromossómicos e bioquímicos sobre o efeito do extracto de Kat em ratos de laboratório. Degeberakuzatuib e lisossomas fagocitose por lisossomas de células Kupffer. Laboratório. Invest., 48. 556-64.

Dolara, P.; Toricelli, F. e Antonelli, W. (1994): Efeitos citogenéticos sobre os linfócitos humanos de uma mistura de quinze pesticidas comummente utilizados em Itália. Mut. Res., 325: 47-51.

Dunn, M.J. (1984): Anti-inflamatórios não esteróides e função renal. Am. R. Med., 35: 411- 28.

Durham, S.K.; Brouwer, A e Barelds, R.J. (1990): Lesões hepáticas comparativas induzidas por endotoxinas em ratos jovens e idosos. J. Pathol., 162: 341- 49.

El-Banhawy, M.A.; Ilham, I.S.; Mohamed, A.S. e Ramadan, A.R. (1994): Os impactos tóxicos do medicamento anti-inflamatório (Indometacina) nos tecidos renais dos ratos. J. Egipto. Ger. Zool., 14(C): 177- 201.

El-Banhawy, M.A.; Maguid, H.M. e El-Akkad, M.M. (1989): Exame ultra-estrutural do rim de ratos albinos tratados com cloridrato de ketamino (Ketalar). Zag. Univ. Med. J., 11(3): 127-36.

El-Banhawy, M.A.; Mohallal, E.M.; Hamdy, M.H. e Attia, T.N.N.

(1992): Os impactos tóxicos da droga narcótica (flunitrazepam) sobre os tecidos renais dos ratos. Zag. J. Med. Physiol., 1(3): 233-39.

El-Banhawy, M.A.; Sanad, S.M.; Sakr, S.A.; El-Elaimy, I.A. e Mahran, H.A. (1993): Histopathological studies on the effect of the anticoagulant rodenticide "Brodifacoum" on the liver of rat. J. Egipto. Ger. Soc. Zool., 12(C): 185- 227.

Elewa, F.H. (1995): Estudos histoquímicos dos efeitos de sulfato de dexanfetaminas no fígado dos mamíferos. Egipto. J. Histol., 18 (1): 235-47.

Elewa, F.H. (1996): Alterações histopatológicas induzidas por antibióticos nos tecidos hepáticos e nervosos do rato. J. Egipto. Ger. Soc. Zool., 21(C): 29-52.

Evans, H.J. e Scott, D. (1969): A indução de aberrações cromossómicas por mostarda de azoto e a sua dependência da síntese de ADN. Proc. Roy. Soc., 173: 491- 512.

Fowler, R.N. e Arnold, K.G. (1983): Analgésicos não esteróides e anti-inflamatórios. Br. Med. J., 287: 835.

Goodwin, J. (1980): Regulação da resposta imunitária por prostoglandis. Clin. Immunol., 15: 105.

Hargus, S.J.; Martin, B.M.; George, J.W. e Pohl, L.R. (1995): Modificação covalente de dipeptidase hepática de ratazana peptidase IV (CD 26) pelo medicamento anti-inflamatório não esteróide diclofenaco. Quimioterapia. Res. Toxicol., 8 (8): 993-6.

Hartmann, H.; Fscher, G. e Janning, G. (1984): Icterícia colestática prolongada e leucopenia associada ao piroxicam. Z. Gastroanterol., 22: 343- 5.

Henell, P.; Ericsson, J.L. e Claumann, H, (1983): Degeberakuzatuib e lisossomas fagocitose:por lisossomas de células Kupffer. Laboratório. Invest., 48: 556-64.

Hobbs, D.C. (1980): Palestra em mesa redonda sobre a farmacocinética dos medicamentos NSAI e o seu significado clínico. Bruxelas, 30 de Maio.

Hoffer, L. e Thumb, N. (1984): Anti-inflamatory substances, their effect on DNA synthesis and repair, in : Kuemmerte, Farmacologia Clínica IV, 1-12, Eco. Editora Med.

Hoppmann, R.A.; Peden, J.G. e Ober, S.K. (1991): Efeito secundário do sistema nervoso central de medicamentos anti-inflamatórios não esteróides. Arco. Intl. Med., 151: 1309- 13.

Huja, Y. R. e Jaja, M. (1982): Aberrações cromossómicas e SCE induzidas por ampicilina *in vitro* e *in viro* em cromossomas humanos em culturas de linfócitos. MA. J., Hum. Genet., 34(6): 169.

Ibrahim, M.A. (1999): Um estudo das alterações histoquímicas em alguns tecidos de mamíferos induzidas por um NSAID (Diclofenaco). Tese de M. Sc., Zool. Dept., Fac. Sci., Helwan Univ.

Insel, P.A. (1991): Analgésico - antipiréticos e anti-inflamatórios: Medicamentos utilizados no tratamento da artrite reumatóide e da gota: Em Goodman & Gilman's; The Pharmacological Basis of Theerapeutics. Ed. Por A.G. Gilman, T.W. Rall, A.S.Nies e P. Taylor,

[8]ª ed., cap. 26, p. 638, pergamon press, New York.

Jaekson, B. e Lawrence, R.J. (1978): Necrose papilar renal associada à indometacina e à artrite reumatóide tratada com fenilbutazona. Aus. N.Z.J. Med., 8(2): 165-7.

Johanson, C. e Berystrom, S. (1982): Prostaglandinas e protecção da mucosa gastrointestinal. Scan. J. Gastroenterol, 17(Suppl.) 17-21.

Klein, G. e Wottawa, A. (1975): The influence of so-called basic therapeutics and symptomatically effective antirheumatiko on enzymes of the. ADN . Reparação, Acta Med. Austriacu, 2: 153- 6.

Kullich, W. e Klein, G. (1986): Investigação do influxo de drogas antirreumáticas não esteróides sobre as taxas de troca de cromatídeos-irmãs. Mutat. Res. Junho; 174 (2): 131-4.

Kullich, W.; Hermann, J. e Klein, G. (1990): Cytogenetic studies of human lymphcytes under the influence of oxicams (Estudos citogenéticos de linfócitos humanos sob a influência de oxicâmicos). Z Rheumatol, 49: 77-81.

Lee, S.H.; Fauwcett, V. e Preece, J.M. (1982): Anemia aplástica associada ao piroxicam. Lancet, 1: 1186.

Levin, M.L. (1988): Padrões de danos tubulo-intestinais associados a medicamentos anti-infamatórios não esteróides. Seminários em Nefrologia, 8(1): 55-61.

Lifeschitz, M.D. (1983): Efeitos renais de agentes anti-inflamatórios não esteróides. J. laboratório. Clin. Med., 102: 313-23.

MacDougall, L.G.; Taylor-Smith, A.; Rothberg, A.D. e Thomson, P.D. (1984): Envenenamento por Piroxicam numa criança de 2 anos de idade. Um relatório de caso. S. Afr. Med. J., 661: 31-33.

Martell, E.A. (1977): Toxicidade de medicamentos anti-inflamatórios não periódicos. In: "Inflamação e anti-inflamatórios ", Ed. Por Espectro

Publications, Inc., Ch. 15. P. 210.

McCafferty, D; Granger, D.N. e Wallace, J.L. (1995): Indometacina - lesão gástrica induzida e aderência leucocitária em ratos artríticos versus ratos saudáveis. Gastroenterol., 109: 1173- 1180.

Melvin, E.S. e Abdibaki, Y.Z. (1966): Acção nefrotóxica da cobra rattis e dos venenos da cobra marinha: Um estudo microscópico electrónico. J. Pathol., 118: 75- 81.

Metz, S.A. (1981): Agentes anti-inflamatórios como inibidores da síntese da prostaglandina no homem. Med. Clin. N. Am., 65: 713.

Mitelman, F. (1983): Padrões cromossómicos no cancro humano e na leucemia In: Cromossoma e cancro das moléculas ao homem. Editado por J.D.

Rowley e J.E. vitamann, Bristol Myers cancer symposium, Vol., 5, 61-84, Academic Press, Orlando.

Miura, S.; Suematsu, M.; Tanaka, S.; Nagata, H.; Houzawa, S;l Suzuki, M.; Kurose, I.; Serizawa, H. e Tsuchiya, M. (1991): Microcirculatory distrubance in indomethacin- induced intestinal ulcer. Am. J. Physiol., 24: 213- 9.

Mohamed, S.A. e Steitia, F.A. (1995): Efeito do diclofenaco de sódio sobre a estrutura do fígado dos ratos: Estudo microscópico leve e electrónico. Egipto. J. Histol., 18 (1): 249-62.

Montecucco, C.; Mazzone, A.; Pasotti, D.; Caporali, R.; Longhi, M.; casilli, D.; Ricevuti, G; Fratino, P. e Ruffilli, MP. (1989). Effect of piroxicam therapy on granutocyte function and granulocyte eleastase concentration in periopheral blood and synovial fluid of rheumatoid arthritis patients. Inflamação, 13: 211.

Morise, Z; Komatsu, S.; Fuseler, J.W.; Granger. D.N.; Perry, M.; Issekutz, A.C. e Grisham, M.B. (1998): ICAM-1 e P. selectin expression in a model of NSAID- induced gastropathy. Am. J. Physiol., 37(2): 246- 52.

Murn, M. (1989): Alterações funcionais e estruturais nos rins de ratos após a administração de piroxicam a longo prazo. Fazenda. Vestn Ljubljana, 40: 95105.

Nuotio, P. e Makisara, P. (1978): Piroxicam therapy in non-articular rheumatism [3rd] Egyptian Congress of Rheumatology. Cairo, [2] a [5 de] Março de 1983.

Osborne, C.A. (1974): Urinary trace emergencies in current vet. Therapy" V. Kirk, R.W. A. ed. W.B. Saunders Co., Philadelphia, PA, PP. 829869.

Otterness, J.G.; Larson, D.L. e Lombardino, J. G. (1981): Uma análise do piroxicam (Feldenes) em modelos de roedores de aritrite. [3º] Congresso Egípcio de Reumatologia. Cairo, [2] a [5 de] Março de 1983.

Preston, R.J.; Av, W.; Bender, M.A; Brewen, J.G.; Carrano; A.V.; Heddle, J.A; McFee, A.F.; Wolff, S. e Wassorn, J.S. (1983): Ensaios citogenéticos de mamíferos *in vivo* e *in vitro*. Um relatório do Gene. Toxicológico. Prog. Mut. Res., 87: 143- 88.

Rahman, M.; Turner, R.; Pisko, E. e Agudelo, C. (1979): Eficácia a longo prazo e segurança do piroxicam no tratamento da artrite reumatóide. Clin. Pharmacol. Ther., 25: 243.

Reimer, A.K.; Ganot, E.C. e Jenning, B.R. (1972): Alterações no córtex renal após lesão isquémica III- Ultra-estruturação dos túbulos proximais após isquemia ou autólise. Laboratório. Inv., 26(4): 347- 63.

Riccardi, V.M. (1977): A Abordagem Genética da Doença Humana: Imprensa da Universidade de Oxford, Nova Iorque.

Romberg, O. (1982): Comparação de piroxicam e indometthacin em espondilite anquilosante: Um ensaio de crossover duplo - cego. Am. J. Med., 72: 58.

Savage, J.R. (1975): Classification and relationships of induced chromosomal structural changes. J. Med. Gen., 12: 103-22.

Schiantarelli, P. e Gadel, G. (1981): "Piroxicam pharmacologicam active and gastrointestinal damage by oral and rectal route comparison with oral indomethacin and phenylbutazone" Arzneim Forsch., 331, 3351- 91.

Skeljo, M.V.; Cook, G.A.; Elliott, S.L.; Giraud, A.S. e Yeomans, N.D. (1996): Adaptação da mucosa gástrica à lesão de diclofenaco.

Escavar. Dis. Sci., 41 (1): 32-39.

Stevens, A. e Lowe, J. (1997): Histology Gower Medical Publishing. Londres. Nova Iorque.

Stevenson, A.C.; Bedford, J.; Hill, A.G.S. e Hill, H.F.H (1971): Estudos cromossómicos em pacientes que estejam a tomar a zona de fenilbuta. Ann. Rheum. Dis., 30: 487- 500.

Tawfek, N.S.; Abdel Moneim, L.A.; Gabry, M.S. e Ibrahim, I.A. (1996): Efeito de diferentes doses de indometacina sobre a estrutura histológica do fígado de rato. J. Egipto. Ger. Soc Zool., 20(C): 89-110.

Tawfic, M.K. (1986): Estudo estrutural dos diferentes tecidos de rato albino após exposição ao escorpião Venom. Tese de doutoramento, Faculdade de Medicina, Ain Shams, Universidade do Cairo, Egipto.

Teleb, Z.A; Abd El- Gawad, S.M. e Madkour, M.A. (1990): Estudos subcelulares de nefrotoxicidade evocados por medicamentos de piroxicam oral de curta duração em ratos albinos adultos do sexo masculino J. Egypt. Soc. Toxicol., 5: 29-36.

Tice, R.R. e Ivett, J.L. (1985): Cytogenetic analysis of bone marrow damage. Toxicologia do sangue e da medula óssea, editado por Richard, D. Irons. Raven Press, Nova Iorque; 119-39.

Trump, H.F. e Bulger, R.E. (1968): A morfologia do rim: a base estrutural da doença renal, Harper e Row. Hoeber. Divisão Médica, Nova Iorque.

Wachstein, N. e Besen, M. (1964): Microscopia electrónica de neroses coagulativas renais devido à desusina com especial referência à piknose mitocondrial, Am. J. Pathol., 44 (3): 383- 400.

Walker, J.R. e Dawson, W. (1979): Efeito do isoxicam e outros AINE sobre o metabolismo do ácido araquidónico por leucócitos peritoneais de ratos. J. Pharm. Pharmacol, 1985, 37: 587- 88.

Wax, J.; Clinger, W.A.; Varner, P.; Bass, P. e Winder, C.V. (1970): Relação do ciclo enterohepático com a ulcerogénese no intestino delgado de ratazana com ácido flufenâmico. Gastroenterol., 58: 772-80.

Weitberg. A.B. (1988): Efeito do ácido araquidónico e dos inibidores do metabolismo do ácido araquidónico nas trocas cromatídicas irmãs induzidas por fagócitos. Clin. Gent., 34(5): 288-92.

Whittle, B.I.R. (1982): Metabolitos do ácido arquidónico em função gastrointestinal e dissase. In proceeding, V. international conference on prostaglandin florence, May (1982), P. 363, F.G. Loren Zini.

Wilson, D.E. e Kaymakcalan, H. (1981): Prostaglandina : Efeito gastrintestinal e doença da úlcera péptica. Med. Clin. N., Am., 65: 773.

Wiseman, E.H. (1977): actas de um simpósio organizado pela Divisão Central de Investigação da pfizer em conjunto com a Secção de Associação Americana de Reumatismo da Fundação para a Artrite durante o XIV. Congresso Internacional de Reumatologia, São

Francisco, Califórnia, E.U.A., a 30 de Junho.

Wiseman, E.H. (1980): Simpósio-Ixth Eur. Congr. Rheumatol., Wiebaden, Alemanha, P. 2-9. Academy Professional Information Services.

Wiseman, E.H. e Reinert, H. (1975): Anti-inflamatórios e necrose papilar renal. Agents and Actions, 5, 322- 31.

Wiseman, E.H., Change, Y.H. e Lombardino, J.G. (1976): Experience with piroxicam in Anklosing spondylitis, [3rd] Egyptian congress of rheumatology, Cairo, [2] a [5 de] Março de 1983.

Wiseman, E.H.; Lombardino, J.G. Holmes, C.L. e Perand, J. (1981): "Piroxicam", propriedades farmacológicas e bioquímicas das substâncias medicamentosas. Agentes e Acções, 3: 324-361.

Wolff, S.; Rodin, B. e Cleavers, J.E. (1977): Sister chromatid exchanges induced by mutagenic carcinogens in normal and xeroderma pigmentosum Nature (Londres), 265: 347-9.

Yosida, J. e Amans, D.H. (1965): Autosomal polymorphism in laboratory bred and wild Norway rats, *Rattus norvegicus,* encontrado em Misima. Cromossoma, 16: 658,

Yukiko, T.; Sokpong, L. e Michio, U. (1977): Efeitos *in vitro* dos anti-inflamatórios não esteróides na fosforilação oxidativa nas mitocôndrias hepáticas de ratos. Biochem. Pharmacol., 26: 2101- 6.

Zhang, L.Y. e Wang, C.X. (1984): Histopathological and histochemical studies on toxic effect of brodifacoum in rato liver. Acta Acad. Med. Sci., 6 (5): 386- 88.

Zvaifler, N.J. (1988): Novas perspectivas sobre a patogénese da artrite reumatóide. Am. J. Med., 85: 12.

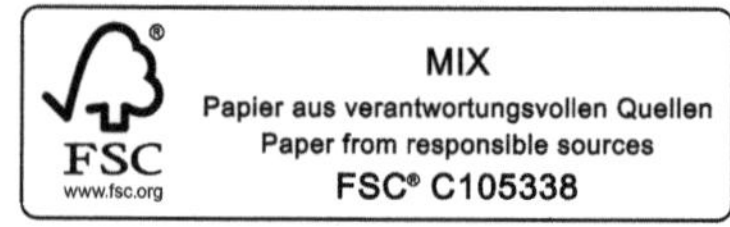

Printed by Books on Demand GmbH, Norderstedt / Germany